潤いスープ

毎日続けたい

しっとりツヤツヤ。食べて潤す！

齋藤菜々子

文化出版局

潤

まえがき

女性に「潤い」は大切です

「人の体は、半分以上が水分」と聞いたことがある方も多いと思います。
新生児は水分がなんと80％ほど、それが加齢とともに割合が減り、老人は50％ほど。
中医学でも年を重ねることは、「潤いが減っていくこと」と考えます。
人は「乾いていく」のが自然。髪や肌がパサつきやすくなるのは当たり前なのです。

しかし「潤い」は「美容」と「健康」、ふたつの面でとっても大切なもの。
美容面では、肌や髪、爪の状態が良好に保たれ、むくみによる体形の変化や体重増加もせず、
いわゆる「見た目の美しさ」に大いに関わってきます。
健康面では、月経痛や更年期障害などの不快症状が少なく、精神状態も安定し、
日々を元気に過ごすことができる、「内面の健やかさ」を保ちます。

ちなみに女性が毎月の月経で消耗する「血」だって、体の貴重な「潤い」のひとつ。
妊娠・出産・閉経など、ライフステージによって身体の変化も大きく、
仕事と家事のバランスや子育てや介護など、ストレス源もめまぐるしく変わる中で
女性が「潤い」を上手に取り入れていくことは、とても大切なことなのです。

かくいう私も、年を重ねるとともに「あれ？ 肌が乾いてきたかも」
「このごろ、髪のツヤが減ってきたかな？」と感じることもあったりして
分かっていても、変化に落ち込むこともあります。
でもそんなときは「潤い」を補う素材や料理で、心身をメンテナンス。

潤

まえがき

肌がいい状態だと、邪気(外から侵入する病気の原因)から守る力(免疫力)も上がるし
むくみが解消されると、冷えや重だるさも改善できます。
「美容」と「健康」って、切っても切り離せないもの。
「潤う」ことで、双方が整えば、内側から自信が生まれ、心も健全に保てます。

では「潤い」をしっかり補給するには何がいいのでしょう?
私がおすすめしたいのはスープ。体に「血」と「水」を補う「潤いスープ」です。
毎日の生活に上手に「潤いスープ」を取り入れて、
心身ともに健やかさやしなやかさを手に入れてみませんか。

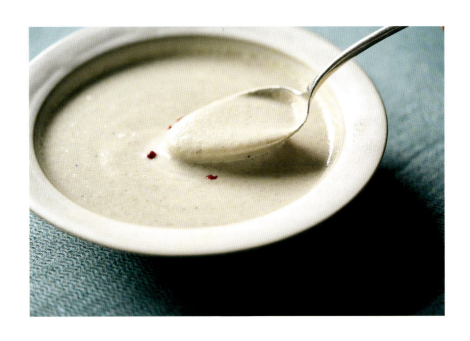

潤

まえがき

「潤い」って何？

東洋医学では、人の体を構成する基本的な要素を「気」「血」「水」の3つで考えます。
「血」と「水」を合わせて「陰液(いんえき)」と呼び、体の中の「潤い」はこの「陰液」によって保たれます。
汗や尿、月経などで排出された分、常に新しい「血」と「水」を作りつつ、
古いものがよどまぬよう、巡らせることが重要で、
「血」と「水」は常に入れ替わり、お互いに影響されながら代謝されています。

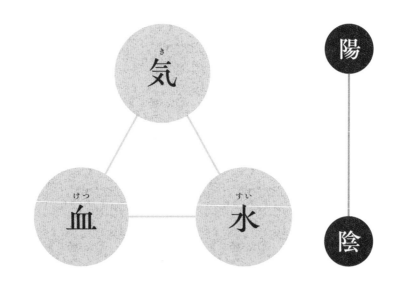

気とは

生命活動を支えるエネルギーのこと。目に見ることはできませんが、全身に行き渡って「血」や「水」の巡りをサポートします。また体を温めたり、外部の刺激から体を守ったり、老廃物の排出を調整したりと、幅広く活躍します。

血とは

血液だけを指すのではなく、体内のさまざまな働きも含んだ概念です。全身に酸素や栄養を届け、髪や爪、目、筋肉などに潤いをもたらし、精神活動を支える働きも。足りなかったり巡りが悪かったりすると、心身に様々なトラブルが。

水とは

血液以外の体内にある水分のことで「津液(しんえき)」とも呼ばれ、体液、リンパ液、唾液や胃液、汗や涙なども含まれます。体のさまざまな働きをスムーズにしたり、消化吸収や排泄に影響したり、体温調節を助ける働きも。「血」を作る材料にもなります。

「血」が果たす大切な役割

潤

まえがき

月経不調の改善

「血」の量が足りず、巡りが滞ってしまうと、毎月の月経に悪影響が出てしまいます。逆に「血」がしっかり豊富で、巡りがよくなれば、月経痛や婦人科系トラブルが解消されたり、月経前後の不定愁訴が改善されたりします。

顔色アップ

貧血になると顔が青白くなることは知られていると思いますが、クマが出たり、肌色がよどんだりすることも。「血色がいい」なんて表現をしますが、「血」が豊富であれば、健康的に赤みを帯び、顔色がよくなって明るい印象に。

爪&目ケア

「血」が足りなくなると、爪や目にもトラブルがあらわれると言われています。「血」が豊富なら、爪に弾力が生まれて丈夫になり、色も艶やかに。目はドライアイやかすみ目、赤目、眼精疲労が改善されたりします。

メンタル安定

中医学では「血」は思考の安定や心と関係が深いと考えます。足りないと、考えがまとまりにくくなり、情緒も不安定に。「血」が充分に蓄えられていれば、気分も安定し、思考力も働き、ストレスにも強くなります。

ツヤ髪

中医学では髪のことを「血余」（血の余り）と呼びますが、「血」が充分だと髪もしっとり潤い、コシが生まれます。「加齢によって髪質が落ちた」と感じる人も、「血」をしっかり補うことで、髪質が改善されることも。

「水」が果たす大切な役割

潤

まえがき

ツヤ肌

化粧水をつけてもつけても乾燥する人は、肌の中の「水」そのものが足りていない状態。食べ物からしっかり「水」を補うことで、しっとりもっちり潤う肌になり、ハリも出て、キメもこまやかになります。

快便

「水」が足りないと腸が乾燥し、便が出にくい状態に。しかし潤いがしっかり保たれると、腸の運動も活発になり、排便もスムーズになります。おなかの張りや腹痛なども起きにくくなり、腸内環境も安定して、肌や心にもいい影響が。

冷え性&むくみ改善

冷えやむくみは、「水」の不足が原因であることも多く、逆に「水」が豊富であれば、巡りがよくなり、これらの悩みは解消されやすくなります。重だるさが減り、動くのがラクになるので活動的に。見た目もすっきりします。

アンチエイジング

P.2で「年を重ねることは、潤いが減っていくこと」とお伝えしました。逆に「水」が充実して巡りがいいと、生理機能がスムーズに働き、体が軽くて足腰も弱らず、日々を元気に過ごすことができ、若々しくいられます。

喉&鼻の潤い

呼吸器系がしっかり潤うと免疫力が上がり、万病のもとである風邪を引きにくくなり、花粉症の症状もやわらぎます。また口が乾燥することによる口臭などのトラブルも減り、唇がカサついたり、割れやすくなることも防げます。

潤

まえがき

「潤いスープ」を食べましょう

「血」と「水」の大切な役割が理解していただけたのではないでしょうか。
そしてこの「血」と「水」をしっかり取り入れるには、スープが最適です。

煮ることでかさが減り、食材をたっぷり食べられます。
温かいスープは胃腸によく、食材もやわらかくなって消化・吸収もスムーズ。
栄養を逃すことなく取り入れることができます。
体がぽかぽか温まることで、食べているだけで全身の巡りもよくなり、
心も体もほっと休まります。

また作る上でも、スープという調理法はとても優秀です。
誰でも簡単に作れて失敗が少ないし、基本的に鍋まかせなので気持ちもラクチン。
作ってから時間がたっても、味がなじんでおいしくなるものも多いので、
たっぷり作っておいて、次の日に食べてもOK。
仕事や家事、育児などに忙しい日々を送る私たちの、心強い味方なのです。

この本では、肉や魚を入れたメイン料理になれるメニューも多く
具だくさんなものばかりなので、他にあれこれおかずを作らなくても大丈夫。
また具材を炒めてから煮るレシピが多く、その分煮る時間も短縮され
「スープはコトコト長時間煮なくては……」と身構える必要もありません。

「なんだか最近、心も体もカサついちゃったな」と感じたら、
ぜひこの本で紹介する「潤いスープ」を作ってみてください。
じんわりじっくり、しみ入るおいしさに触れ、心も体も潤うことで、
きっと「明日も、頑張ろうかな」という気持ちが戻ってくると思います。

潤

もくじ

女性に「潤い」は大切です ── 2

「潤い」って何？ ── 4

「血」が果たす大切な役割 ── 5

「水」が果たす大切な役割 ── 6

「潤いスープ」を食べましょう ── 7

第1章
「血」を補う　潤いスープ ── 10

即席塩豚とじゃがいも、ハーブのスープ ── 12
[月経改善　メンタル安定　ツヤ髪]

豚肉とかぶ、雑穀のスープ ── 14
[月経改善　爪＆目ケア　ツヤ髪]

豚肉となすのオイスタースープ ── 15
[月経改善　顔色アップ　ツヤ髪]

ほうれん草と肉団子のカレースープ ── 18
[月経改善　メンタル安定　顔色アップ　爪＆目ケア　ツヤ髪]

ベーコンと落とし卵のトマトクリームスープ ── 19
[月経改善　メンタル安定　顔色アップ]

鶏肉と豆、パセリのスープ ── 22
[月経改善　メンタル安定]

ささみとにらの酸辣湯 ── 23
[月経改善　メンタル安定]

鶏手羽元と大根、クレソンのスープ ── 23
[月経改善　顔色アップ]

モロヘイヤのスープ ── 26
[爪＆目ケア]

牛肉と黒ごまの担々スープ ── 27
[爪＆目ケア　ツヤ髪]

えびと卵の中華スープ ── 30
[月経改善　メンタル安定]

鮭と焼きカリフラワーのミルクみそスープ ── 31
[月経改善]

黒豆のポタージュスープ ── 34
[月経改善　ツヤ髪]

にんじんとしょうがのポタージュスープ ── 34
[顔色アップ　爪＆目ケア]

きくらげと色々きのこのスープ ── 35
[月経改善　顔色アップ]

ひじきと根菜のスープ ── 38
[メンタル安定　爪＆目ケア　ツヤ髪]

にんじんのかき玉スープ ── 39
[メンタル安定　顔色アップ　爪＆目ケア]

ツナ入り具だくさんミネストローネ ── 40
[メンタル安定　顔色アップ]

さば缶とトマト、キムチのスープ ── 40
[爪＆目ケア]

第2章
「水」を補う　潤いスープ ── 42

鶏肉と冬瓜、長ねぎのスープ ── 44
[ツヤ肌　アンチエイジング　冷え性＆むくみ]

鶏スペアリブと焼きキャベツ、アスパラガスのスープ ── 46
[ツヤ肌　快便　冷え性＆むくみ]

鶏肉と小松菜、塩昆布のスープ ── 48
[ツヤ肌　アンチエイジング　快便]

鶏ひき肉、トマトの辛みそ春雨スープ ── 50
[アンチエイジング　冷え性＆むくみ]

塩豚と白い野菜のスープ ── 51
[ツヤ肌　アンチエイジング　快便　冷え性＆むくみ　喉＆鼻]

豚肉と長ねぎ、のりのスープ ── 51
[ツヤ肌　アンチエイジング　冷え性＆むくみ　喉＆鼻]

豚ひき肉と豆腐の塩麻婆風スープ ── 54
[ツヤ肌　アンチエイジング]

酒粕豚汁 ─ 55
　［ツヤ肌　アンチエイジング　快便　冷え性＆むくみ］

豚肉とさつまいものカレースープ ─ 55
　［アンチエイジング　快便］

いかとトマト、オリーブのスープ ─ 58
　［ツヤ肌　喉＆鼻］

あさりのチゲ ─ 59
　［ツヤ肌　アンチエイジング　冷え性＆むくみ］

ベーコンとじゃがいも、スナップえんどうのミルクスープ ─ 62
　［ツヤ肌　快便　喉＆鼻］

帆立と白菜のスープ ─ 63
　［アンチエイジング　快便　冷え性＆むくみ］

かぼちゃの豆乳みそポタージュ ─ 64
　［快便　冷え性＆むくみ　喉＆鼻］

きのこと長いものポタージュスープ ─ 64
　［アンチエイジング　喉＆鼻］

れんこんとエリンギの梅ごまスープ ─ 66
　［ツヤ肌　快便　喉＆鼻］

レンズ豆のトルコ風スープ ─ 68
　［冷え性＆むくみ］

チンゲン菜とわかめのスープ ─ 70
　［快便　冷え性＆むくみ］

オクラと切り干し大根のスープ ─ 70
　［アンチエイジング　快便］

第3章
お米のスープ、おかゆ

鶏たまごがゆ ─ 72
　［メンタル安定　顔色アップ　ツヤ肌　アンチエイジング　喉＆鼻］

大根中華がゆ ─ 74
　［ツヤ肌　冷え性＆むくみ　喉＆鼻］

梅とおかかの豆乳がゆ ─ 75
　［ツヤ肌　冷え性＆むくみ　喉＆鼻］

黒米とさつまいもの甘いおかゆ ─ 76
　［月経改善　爪＆目ケア　ツヤ髪　アンチエイジング　快便］

第4章
デザートスープで潤いを

りんごとしょうが、はちみつのスープ ─ 78
　［ツヤ肌　快便　喉＆鼻］

白玉とあんこのココナッツミルクスープ ─ 80
　［ツヤ肌　快便　冷え性＆むくみ］

ブルーベリーとクコのヨーグルトスープ ─ 82
　［月経改善　爪＆目ケア　ツヤ髪　ツヤ肌　喉＆鼻］

桃と杏仁のスープ ─ 83
　［顔色アップ　爪＆目ケア　ツヤ肌　快便　喉＆鼻］

「潤い」食材について
・レシピの下にある食材メモは、「潤い」を取り入れるのに役立つ食材たちを紹介しています。普段から意識して取り入れるのがおすすめです。
・各レシピには特に効果が期待できる不調改善を記していますが、「血」「水」によい食材をバランスよく食べ続ければ、体はすべてつながっているので体調が底上げされ、「血」にまつわる症状、「水」にまつわる症状全体の改善につながります。

この本の決まりごと
・大さじ1は15㎖、小さじ1は5㎖です。
・野菜は洗う、皮をむく、ヘタや種、ガクを取るなど基本的な下準備を省略しています。
・鍋は材質や大きさによって火の入り方が違うので、加熱時間は加減してください。煮込み時間が15分以上のスープは、水分量が減らないよう密閉度の高い鍋を使うのがおすすめです。
・煮込む際にアクが出たら随時取り除いてください。
・だし汁は昆布とかつおの合わせだしを使用しています。顆粒だしでもかまいませんが、塩分が添加されているので、その場合は調味料を加減してください。

参考文献／日本中医食養学会『食養生の知恵　薬膳食典食物性味表（第2版）』燎原書店（2021年）

潤

もくじ

第1章｜血を補う 潤いスープ｜月経改善 ※ メンタル安定 ※ 顔色アップ ※ 爪＆目ケア ※ ツヤ髪

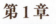

「血」を補う 潤いスープ

体を潤すだけでなく、酸素や栄養を運び、
全身を養う働きを持つ「血」。
肌色を明るくしたり、髪や爪をしなやかに保ったり
美容面で大きな役割を果たしているのはもちろん、
情緒や思考力、記憶力を安定させる働きも。
そんな「血」をたっぷり補充してくれるのは、
肉や魚、貝類や緑の濃い野菜などの食材。
月経の前後や忙しいとき、ストレスが多いときなどに
よく食べるように心がけましょう。
貧血ぎみの自覚がある人は、特にしっかりと。

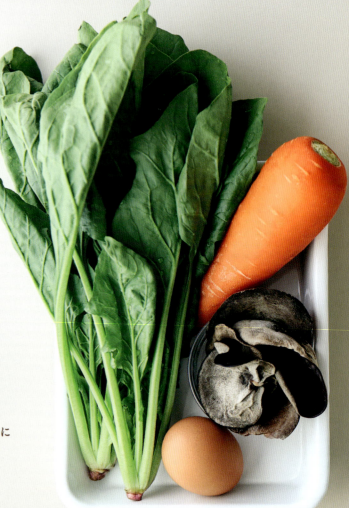

第1章 血を補う 潤いスープ

月経改善 ※ メンタル安定 ※ 顔色アップ ※ 爪＆目ケア ※ ツヤ髪

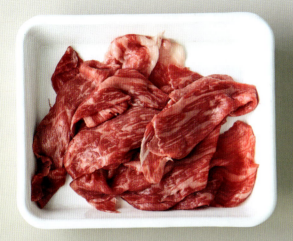

血を補う食材

豚肉、牛肉、卵、まぐろ、さば、ほうれん草、パセリ、にんじん、モロヘイヤ、しめじ、きくらげ、ひじき、黒ごま、黒豆など

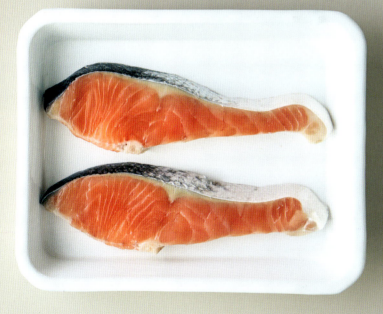

血を動かす食材

鮭、なす、玉ねぎ、クレソン、にら、黒米、ローズマリーなど

第1章
血

即席塩豚とじゃがいも、ハーブのスープ

月経改善 ＊ メンタル安定 ＊ 顔色アップ ＊ 爪&目ケア ＊ ツヤ髪

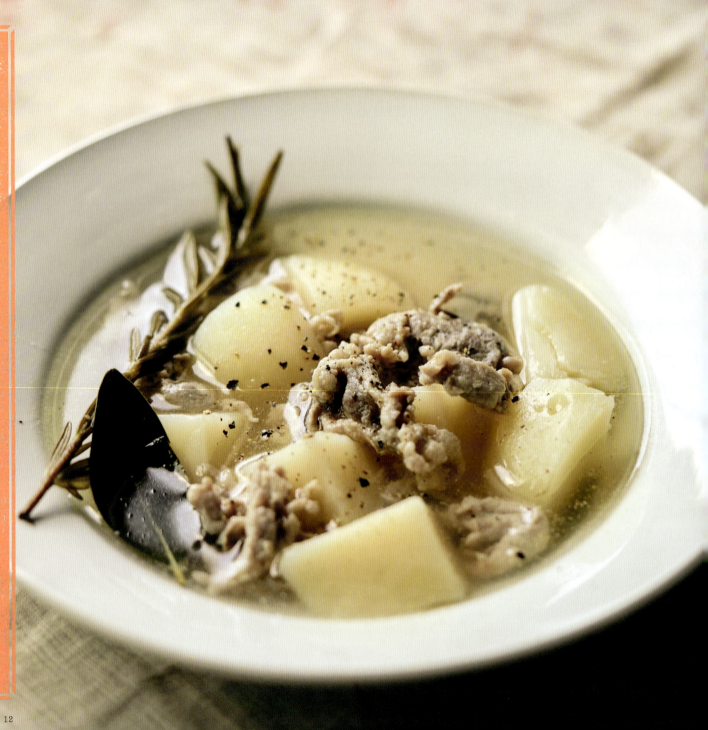

即席塩豚とじゃがいも、ハーブのスープ

豚肉に塩をまぶして少しおき、うまみたっぷり即席塩豚に。ボリュームがあるけど、すっきりとした味わい。豚肉は「潤い」が気になる女性の心強い味方になります。

材料（2人分）

豚こま切れ肉……100g
A ｜ 酒……大さじ1
　｜ 塩……小さじ⅔
　｜ 砂糖……小さじ½
じゃがいも……2個（260g）
　⇒8等分に切る
にんにく（みじん切り）……1かけ分
白ワイン……大さじ1
B ｜ ローリエ（乾燥）……1枚
　｜ ローズマリー……2枝
　｜ 水……500㎖
オリーブオイル……大さじ½
粗びき黒こしょう……適量

作り方

1. 豚肉はAをもみ込んで30分おく。
2. 鍋にオリーブオイル、にんにくを弱めの中火で熱し、香りが立ってきたらじゃがいもを入れて中火で炒める。じゃがいもの表面が透き通ってきたら*1*を加え、炒める。
3. 豚肉の色が変わったら白ワインを加えて煮立て、Bを加える。煮立ったらふたをして弱火で8〜10分ほど、じゃがいもがやわらかくなるまで煮る。
4. 器に盛り、粗びき黒こしょうをふる。

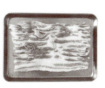

〈豚肉〉
気血を補い、生命力を高めてくれる食材。加齢による潤い不足も改善してくれます。

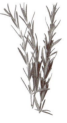

〈ローズマリー〉
さわやかな香りが魅力のハーブ。不安を取り除いて心を安定させ、血流を促進させます。

第1章 血

即席塩豚とじゃがいも、ハーブのスープ

月経改善 ＊ メンタル安定 ＊ 顔色アップ ＊ 爪＆目ケア ＊ ツヤ髪

第1章
血

豚肉とかぶ、雑穀のスープ

月経改善 ＊ メンタル安定 ＊ 顔色アップ ＊ 爪&目ケア ＊ ツヤ髪

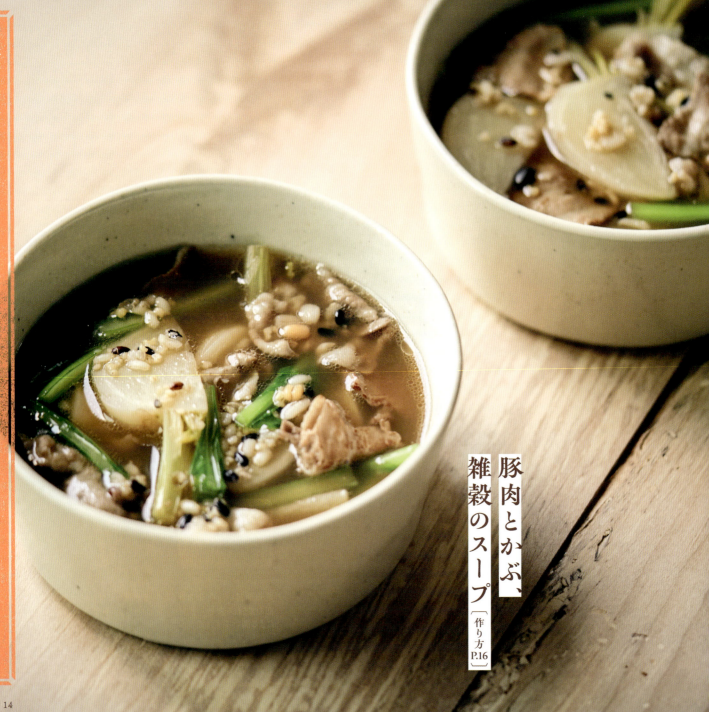

豚肉とかぶ、雑穀のスープ 〔作り方 P.16〕

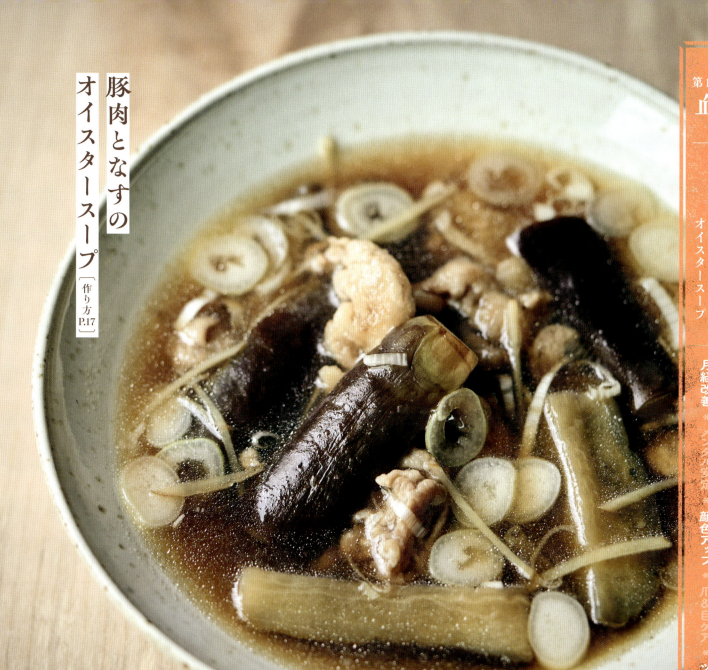

豚肉となすの
オイスタースープ
[作り方 P.17]

第1章 血

豚肉となすのオイスタースープ

月経改善 ※ メンタル安定 ※ 顔色アップ ※ 爪&目ケア ※ ツヤ髪

第1章 血

豚肉とかぶ、雑穀のスープ

月経改善 ＊ メンタル安定 ＊ 顔色アップ ＊ 爪&目ケア ＊ ツヤ髪

豚肉とかぶ、雑穀のスープ

ミネラル類が豊富な雑穀類は、いい「血」を作るために日々の食事でできるだけ活用していきたい食材。胃腸を整えてくれるかぶは、栄養豊富な茎ごと加えています。

材料 (2人分)
豚バラ薄切り肉——100g
　⇒4cm幅に切る
かぶ——2個 (200g)
　⇒茎を2〜3cm残し、
　　6等分のくし形切りにする。
　　葉は4cm長さに切る
雑穀ミックス——30g
A｜だし汁——500mℓ
　｜しょうゆ、酒、みりん
　｜　——各大さじ1
　｜塩——小さじ1/4
ごま油——大さじ1/2

作り方

1　鍋にごま油を中火で熱し、豚肉を炒める。豚肉の色が変わって軽く焼き色がついたら、かぶ、雑穀ミックス、Aを加える。煮立ったらふたをして、弱火で8分煮る。

2　かぶの葉を加え、弱めの中火で2分ほど煮る。

〈黒米〉
雑穀の中でも、特に血流を促し、潤いを与えてくれます。眼精疲労、かすみ目にもおすすめ。

豚肉となすのオイスタースープ

第1章 血

月経改善 ＊ メンタル安定 ＊ 顔色アップ ＊ 爪＆目ケア ＊ ツヤ髪

豚肉のうまみやなすのジューシーさの奥に、ほんのり酸味。夏バテで食欲がないときにも、おすすめのスープ。余りがちなオイスターソースは、だし代わりに使うと便利です。

材料（2人分）

- 豚こま切れ肉……100g
- 塩……ふたつまみ
- 片栗粉……大さじ½
- なす……3本（240g）
  - ⇒四つ割りにして長さを半分に切る
- しょうが（せん切り）……1かけ分
- 長ねぎ……⅓本
  - ⇒小口切りにする
- A
  - 水……500mℓ
  - オイスターソース……大さじ1と½
  - 酒……大さじ1
  - しょうゆ……小さじ2
  - 酢……小さじ1
- こしょう……適量
- ごま油……大さじ1と½

作り方

1. 豚肉は塩をふってもみ、片栗粉をまぶす。
2. 鍋にごま油としょうがを中火で熱し、1を炒める。豚肉の色が変わったらなすを加えて炒める。
3. 全体に油が回り、しんなりしてきたら、Aを加える。煮立ったらふたをして、弱めの中火で5分ほど煮る。長ねぎを加えてさっと煮る。こしょうで味を調える。

（なす）血行を促し、むくみ対策にも効果的。熱を冷ますので、赤ら顔やおできなどにもよい。

第1章 血

ほうれん草と肉団子のカレースープ

月経改善 ＊ メンタル安定 ＊ 顔色アップ ＊ 爪＆目ケア ＊ ツヤ髪

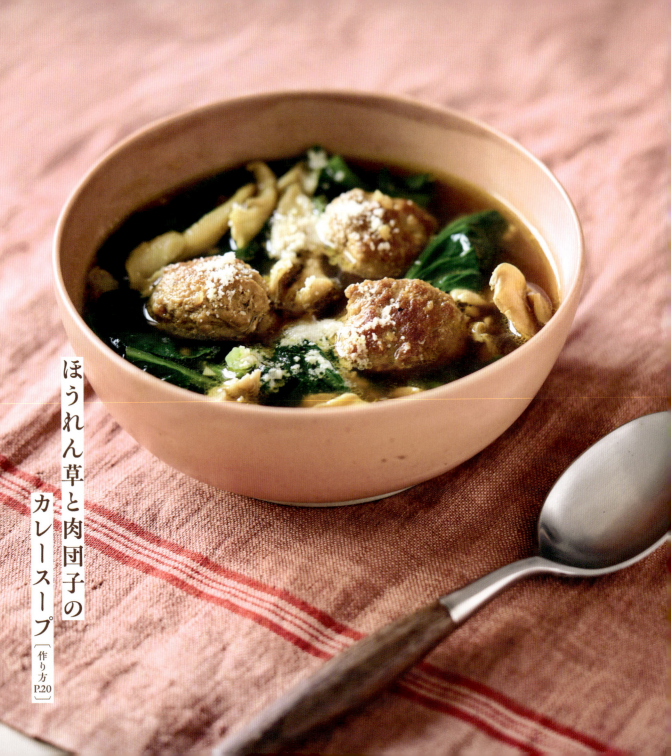

ほうれん草と肉団子の
カレースープ
【作り方 P.20】

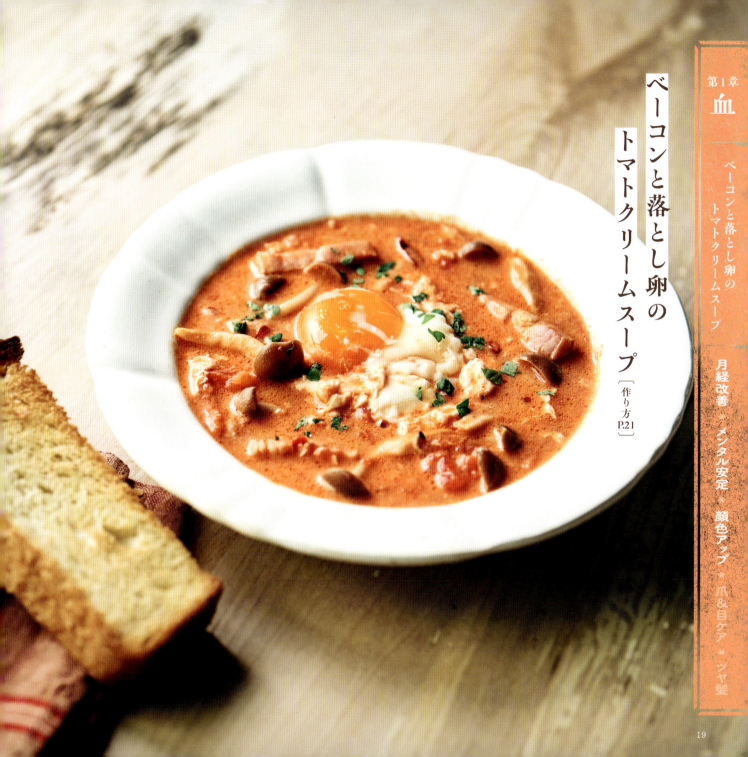

第1章
血

ベーコンと落とし卵の
トマトクリームスープ

月経改善 ✳ メンタル安定 ✳ 顔色アップ ✳ 爪＆目ケア ✳ ツヤ髪

ベーコンと落とし卵の
トマトクリームスープ［作り方 P.21］

第1章
血

ほうれん草と肉団子のカレースープ

月経改善 ＊ メンタル安定 ＊ 顔色アップ ＊ 爪&目ケア ＊ ツヤ髪

ほうれん草と肉団子のカレースープ

カレー粉は気血の巡りをよくし、胃腸を整えるお助け食材。血の材料となる豚肉とほうれん草もたっぷりで乳製品であるチーズも「潤い」を生む助けになります。

材料 (2人分)

豚ひき肉——150g

A 酒——大さじ1
　片栗粉——小さじ1
　塩——小さじ¼
　粗びき黒こしょう、
　　ナツメッグ——各適量

ほうれん草——½束 (100g)
まいたけ——½株 (60g)
　⇒食べやすい大きさにほぐす
しょうが (みじん切り)——1かけ分
にんにく (みじん切り)——1かけ分

B 水——500㎖
　カレー粉——小さじ2
　しょうゆ——大さじ1
　ウスターソース——大さじ1

オリーブオイル——大さじ½
粉チーズ——適宜

〈ほうれん草〉
緑黄色野菜の中でも特に栄養価が高い葉野菜。血を養い、イライラを抑える効果も。

作り方

1 鍋にたっぷりの湯を沸かし、ほうれん草を茎→葉の順に入れ、1分～1分半ほどしんなりするまでゆでる。冷水にとって水気を絞り、4㎝長さに切る。

2 ボウルに豚ひき肉、Aを合わせ、粘り気が出るまでよく練る。ゴムべらで平らにならし、6等分の目安をつけ、丸く成形する。

3 鍋にオリーブオイルを中火で熱し、丸めた肉団子を入れ、両面焼き色がつくまで焼く。肉団子を片側に寄せ、空いたところにしょうが、にんにく、まいたけを加えて炒める。

4 全体に油が回ったらBを加え、煮立ったらふたをして、弱火で5分煮る。1を加えてさっと煮て、火を止める。

5 器に盛り、好みで粉チーズをふる。

第1章 血

ベーコンと落とし卵のトマトクリームスープ

冷凍保存もできるベーコンは、手軽に活用できる気血の材料。トマトの酸味と生クリームのコクが食をそそります。半熟の卵をつぶし、ソースのようにからめながら食べてください。

月経改善 ＊ メンタル安定 ＊ 顔色アップ ＊ 爪&目ケア ＊ ツヤ髪

材料（2人分）

- ベーコン（ブロック）……80g
  - ⇒1cm幅の棒状に切る
- しめじ……½株（75g）
  - ⇒石づきを落としてほぐす
- 卵……2個
- A
  - トマト缶（ホールタイプ）……½缶（200g）
    - ⇒フォークで粗くつぶす
  - にんにく（すりおろし）……小さじ¼
  - 赤唐辛子（輪切り）……1本分
  - 水……300㎖
  - 塩……小さじ½
- 生クリーム……50㎖
- オリーブオイル……大さじ½
- イタリアンパセリ（粗みじん切り）……適宜

作り方

1. 鍋にオリーブオイルを中火で熱し、ベーコン、しめじを入れ、ベーコンが縮んでくるまで炒める。
2. Aを加え、煮立ったら弱めの中火で3分煮る。生クリームを加え、強めの中火でさっと煮る。煮立ったら卵を落とし、そのままさわらずに弱火で3分〜3分半ほど加熱する。
3. 器に盛り、好みでイタリアンパセリを散らす。

（しめじ）
気血を補い、疲労回復にもいいきのこ。食物繊維もたっぷりで、便通もよくしてくれます。

（卵）
完全栄養食品として知られる卵。薬膳では血の材料となり、心を安定させる役割が。

第1章
血

鶏肉と豆、パセリのスープ

月経改善 ＊ メンタル安定 ＊ 顔色アップ ＊ 爪＆目ケア ＊ ツヤ髪

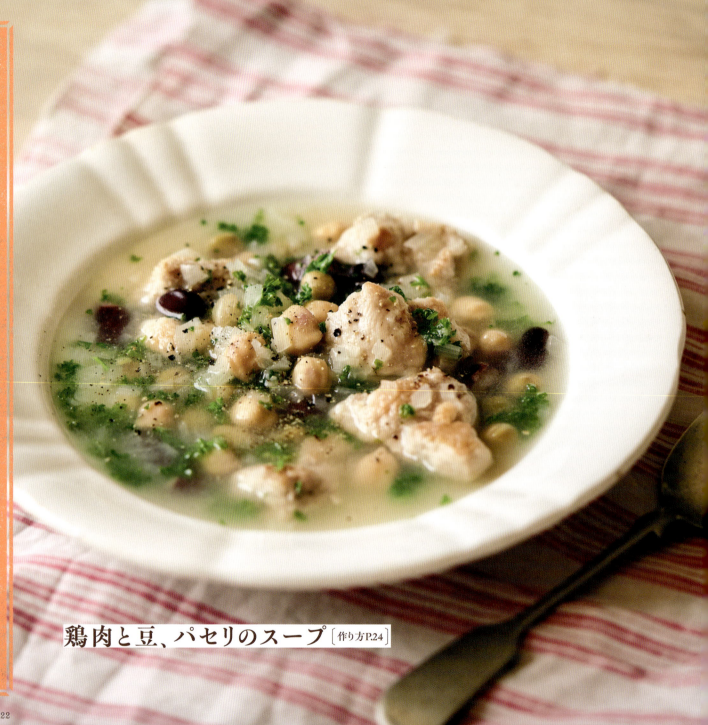

鶏肉と豆、パセリのスープ ［作り方 P.24］

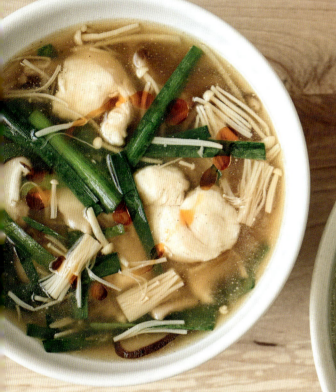

鶏手羽元と大根、クレソンのスープ ［作り方P.25］

血行を促進し、イライラを抑える働きのあるクレソンは
鉄分やカルシウムなどミネラル成分の宝庫。
スープにすればかさが減り、たっぷり食べられます。

ささみとにらの酸辣湯 ［作り方P.25］

生命力にあふれたにらは、
古くから優れた疲労回復効果で知られます。
火の入りやすい鶏ささみやきのこを使っているので、
さっと短時間で完成するのもうれしい一品。

第1章 血

ささみとにらの酸辣湯

月経改善 ＊ メンタル安定 ＊ 顔色アップ ＊ 爪&目ケア ＊ ツヤ髪

第1章 血

鶏肉と豆、パセリのスープ

月経改善 ＊ メンタル安定 ＊ 顔色アップ ＊ 爪&目ケア ＊ ツヤ髪

薬膳の世界で豆類は全般的に、余分な水分を排出してむくみを取り水の巡りをよくしてくれる役割があると考えられています。脇役に回りがちなパセリは血を作る食材。スープで主役にして。

材料（2人分）

- 鶏もも肉……½枚（150g）
  ⇒余分な脂身を落とし、小さめのひと口大に切る
- 塩……ふたつまみ
- 薄力粉……小さじ2
- 玉ねぎ（みじん切り）……½個分（100g）
- ミックスビーンズ……50g
- A｜水……500㎖
  ｜酢……小さじ1
  ｜塩……小さじ⅔
- オリーブオイル……小さじ1
- パセリ……1枝（正味5g）
  ⇒葉を摘み、粗みじん切りにする
- 粗びき黒こしょう……適量

作り方

1. 鶏肉は塩をふってもみ、薄力粉をまぶす。
2. 鍋にオリーブオイルを中火で熱し、1を皮面から入れ、両面にこんがり焼き色がつくまで焼く。鶏肉をいったん取り出し、玉ねぎを加えて炒める。
3. 玉ねぎがきつね色になったらミックスビーンズ、Aを加え、鶏肉を戻し入れる。煮立ったらふたをして弱火で7〜8分煮る。火を止めて、パセリを加えて混ぜる。
4. 器に盛り、粗びき黒こしょうをふる。

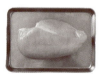
〈鶏肉〉気を補い、気力や体力を回復させてくれます。おなかを温め、胃腸の働きを助ける役割も。

〈玉ねぎ〉「血流サラサラ」食材として知られる玉ねぎ。血行を促し、気の巡りをよくします。

〈パセリ〉実はβ-カロテンや鉄分が多く、血を補う優秀食材。食欲不振や胃もたれの改善も。

鶏手羽元と大根、クレソンのスープ

材料（2人分）
- 鶏手羽元……4〜5本（240g）
- 塩……ふたつまみ
- 大根……150g
  - ⇒1cm厚さのいちょう切りにする
- クレソン……1束（40g）⇒5cm長さに切る
- A
  - 水……500ml
  - 酒……大さじ1
  - しょうゆ……小さじ1
  - 塩……小さじ1/3
- オリーブオイル……大さじ1/2
- 粗びき黒こしょう……適量

作り方
1. 鶏手羽元は皮面の反対の面に骨に沿って1〜2本切り込みを入れ、塩をふる。
2. 鍋にオリーブオイルを中火で熱し、1を皮面から入れてこんがりと焼き色がつくまで焼く。大根を加えてさっと炒める。
3. Aを加え、煮立ったらふたをして弱火で20分ほど煮る。火を止めてクレソンを加えてさっと混ぜる。
4. 器に盛り、粗びき黒こしょうをふる。

〈にら〉
体を温め、冷えを改善。気の巡りをよくし、月経のイライラやおなかの張りの解消も。

〈クレソン〉
血の巡りを促進し、血を貯蔵する「肝」をケア。イライラやストレスの緩和も。

ささみとにらの酸辣湯

材料（2人分）
- 鶏ささみ……2本（120g）
  - ⇒筋を取り除き、ひと口大のそぎ切りにする
- A
  - 塩……ふたつまみ
  - こしょう……適量
- 片栗粉……小さじ1
- にら……1/3束 ⇒4cm長さに切る
- 生しいたけ……2個（40g）
  - ⇒石づきを落として薄切りにする
- えのきだけ……1/2株（100g）
  - ⇒石づきを落として3等分長さに切り、ほぐす
- しょうが（せん切り）……1かけ分
- B
  - 水……500ml
  - 酒、酢、オイスターソース……各大さじ1
  - しょうゆ……小さじ2
- ごま油……大さじ1
- 片栗粉……大さじ1/2（同量の水で溶く）
- こしょう、ラー油……各適量

作り方
1. ささみはAをもみ込んで片栗粉をまぶす。
2. 鍋にごま油、しょうがを弱めの中火で熱し、香りが立ったらきのこ類を炒める。
3. しんなりしたらBを加えて煮立て、弱めの中火で2〜3分煮る。にら、1を加えてさらに2分ほど煮て、火を止める。よく混ぜた水溶き片栗粉を回し入れる。再び中火にかけ、混ぜながら、とろみがつくまで30秒ほど煮立て、こしょうで味を調える。
4. 器に盛り、ラー油をかける。

第1章 血 ｜ 鶏手羽元と大根、クレソンのスープ ｜ 月経改善 ＊ メンタル安定 ＊ 顔色アップ ＊ 爪＆目ケア ＊ ツヤ髪

第1章 血

モロヘイヤのスープ

月経改善 * メンタル安定 * 顔色アップ * 爪&目ケア * ツヤ髪

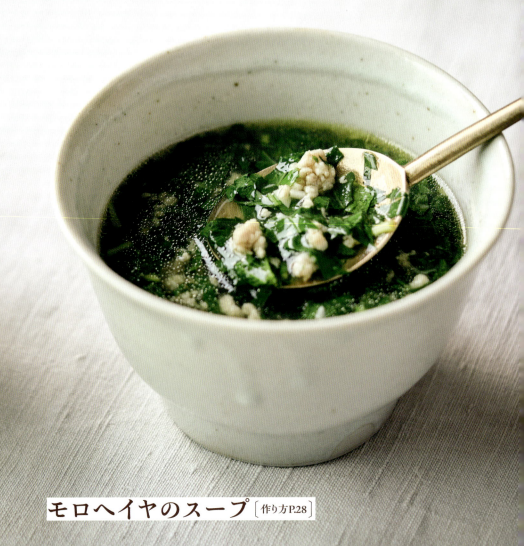

モロヘイヤのスープ［作り方P.28］

牛肉と黒ごまの担々スープ [作り方P.29]

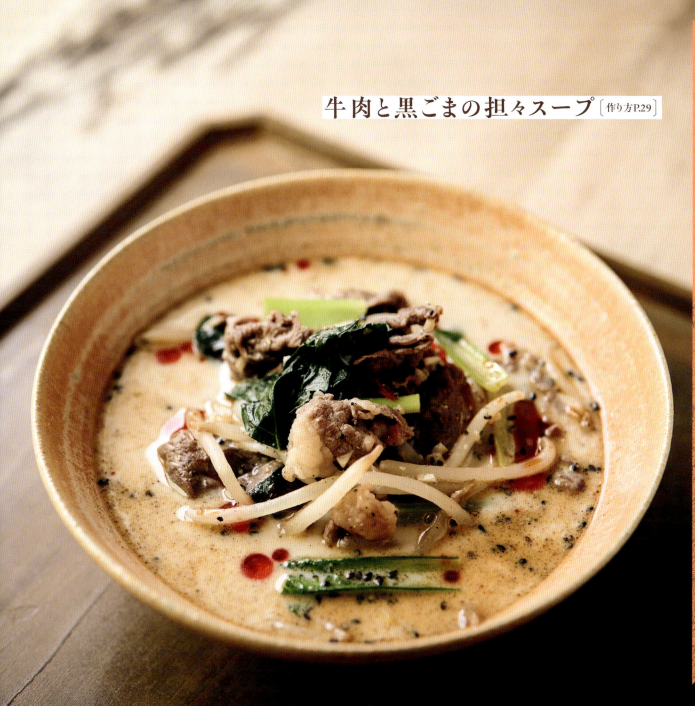

第1章
血

牛肉と黒ごまの担々スープ

月経改善 * メンタル安定 * 顔色アップ * 爪&目ケア * ツヤ髪

モロヘイヤのスープ

美女・クレオパトラが好んで食べたというモロヘイヤスープ。気を補う鶏ひき肉を加え、栄養も腹持ちもアップしました。潤いのもと・バターを加え、コクをプラスしています。

第1章 血 ／ モロヘイヤのスープ

月経改善 ＊ メンタル安定 ＊ 顔色アップ ＊ 爪＆目ケア ＊ ツヤ髪

材料(2人分)

モロヘイヤ……1束(100g)
　⇒葉を摘み、粗く刻む
鶏ひき肉……120g
にんにく(みじん切り)……1かけ分
A ┃ 水……500mℓ
　 ┃ 酒……大さじ1
　 ┃ 塩……小さじ2/3
バター(有塩)……10g

作り方

1. 鍋にバター、にんにくを弱めの中火で熱し、香りが立ったらひき肉を加え、中火で炒める。
2. ひき肉の色が変わったらAを加える。煮立ったら弱火で5分ほど煮る。モロヘイヤを加え、弱めの中火で1分ほど煮る。

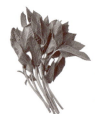

〈モロヘイヤ〉
「野菜の王様」と呼ばれる栄養価抜群の優秀素材。血を補い、眼精疲労にも効果的。

第1章 血

牛肉と黒ごまの担々スープ

筋肉を強くし、足腰を丈夫にしてくれる牛肉は年齢を重ねるにつれ、意識して取り入れたい食材のひとつ。毎日食べたい黒ごまも、スープならたっぷり入れられます。

月経改善 ＊ メンタル安定 ＊ 顔色アップ ＊ 爪＆目ケア ＊ ツヤ髪

材料（2人分）

- 牛切り落とし肉……100g
- もやし……½袋（100g）
  - ⇒ひげ根が気になるなら除く
- 小松菜……1株（50g）
  - ⇒根元を落とし、4cm幅に切る
- A
  - にんにく（みじん切り）……1かけ分
  - しょうが（みじん切り）……1かけ分
  - 豆板醤……小さじ½
  - ごま油……大さじ1
- B
  - 水……300ml
  - 酒、みそ……各大さじ1
  - しょうゆ……大さじ1
  - 酢……小さじ½
- 牛乳……200ml
- 黒すりごま……大さじ3
- ラー油……適宜

作り方

1. 鍋にAを弱めの中火で熱し、香りが立ったら牛肉を加えて炒める。牛肉の色が8割ほど変わったら、もやし、小松菜を加えてさっと炒める。
2. Bを加えて強めの中火で煮立て、弱めの中火にして3分ほど煮る。牛乳、黒すりごまを加え、温める。
3. 器に盛り、好みでラー油を回しかける。

〔牛肉〕
気血を補い、体を温める作用があります。脂身が少ないものを選ぶとよりヘルシー。

〔黒ごま〕
抗酸化成分の宝庫として知られるごま。黒ごまは血を養い、アンチエイジング効果も。

第1章 血

えびと卵の中華スープ

月経改善 * メンタル安定 * 顔色アップ * 爪&目ケア * ツヤ髪

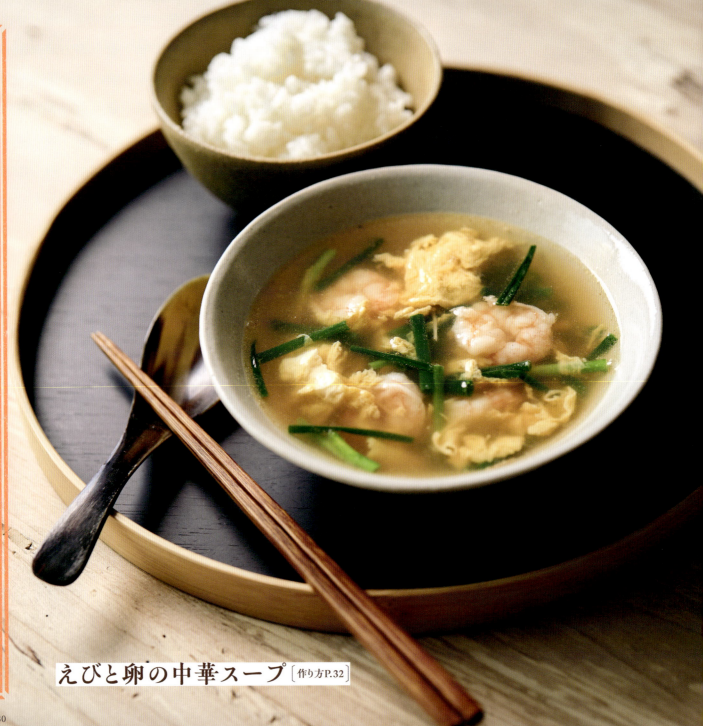

えびと卵の中華スープ ［作り方P.32］

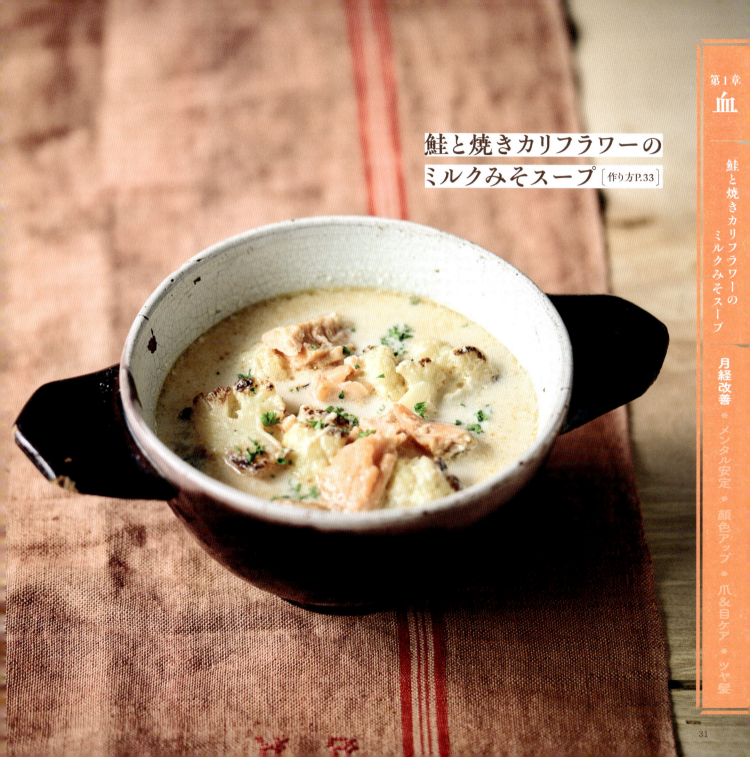

鮭と焼きカリフラワーの
ミルクみそスープ［作り方P.33］

第1章
血

鮭と焼きカリフラワーのミルクみそスープ

月経改善 ＊ メンタル安定 ＊ 顔色アップ ＊ 爪＆目ケア ＊ ツヤ髪

第1章 血

えびと卵の中華スープ

しょうが風味のやさしいスープですが、血を補う効果は抜群。えびは体を温め、特に下半身の血行をよくする食材として有名で、月経前や気持ちが不安定になるときにおすすめです。

月経改善 ＊ メンタル安定 ＊ 顔色アップ ＊ 爪＆目ケア ＊ ツヤ髪

材料（2人分）

- バナメイえび……10尾（100g）
  ⇒殻をむき、背中に切り込みを入れて背わたを除く
- 塩、片栗粉……各適量
- 細ねぎ…3〜4本
  ⇒4cm長さに切る
- しょうが（せん切り）……1かけ分
- 卵……1個
  ⇒割りほぐす
- A │ 水……500mℓ
    │ 酒……大さじ2
    │ しょうゆ……大さじ½
    │ 塩……小さじ¼
- こしょう……適量
- ごま油……大さじ½

作り方

1. えびは塩、片栗粉でもんで水を何度か替えながら濁りがなくなるまでやさしく洗い、ペーパータオルで水気を拭く。
2. 鍋にごま油を中火で熱し、えび、しょうがを炒める。えびの表面の色が変わったら、Aを加えて強めの中火で煮る。細ねぎを加え、さっと混ぜる。
3. 煮立ったところに溶き卵を少しずつ回し入れ、卵が固まってくるまで加熱する。こしょうで味を調える。

〈えび〉
体を温める魚介として知られるえび。足腰の冷えを改善し、生命力をアップします。

鮭と焼きカリフラワーのミルクみそスープ

塩鮭から出た塩分とうまみが、スープのコクを生み出します。カリフラワーにつけた焼き目が、味わいのアクセントに。やさしいミルクの風味も、「潤い」に効果的な働きをします。

材料（2人分）

- 塩鮭（甘塩味）……2切れ（160g）
- カリフラワー……½株（180g）
  - ⇒小房に分け、大きなものは縦半分に切る
- A
  - 牛乳……300㎖
  - 水……200㎖
  - みそ……大さじ2
  - 塩……ふたつまみ
- オリーブオイル……大さじ½＋小さじ1
- パセリ（みじん切り）……適量

作り方

1. フライパンにオリーブオイル大さじ½を中火で熱し、カリフラワーの断面を下にして並べる。ふたをして弱めの中火で3〜4分、こんがりと焼き色がつくまで蒸し焼きにする。
2. カリフラワーを返して片側に寄せ、空いたところにオリーブオイル小さじ1を熱し、塩鮭を入れ、両面に焼き色がつくまで軽く焼く。塩鮭を取り出し、皮と骨を除いて、粗くほぐす。
3. 塩鮭を戻し、Aを加え、ふたをして煮立ったら弱火で5分煮る。
4. 器に盛り、パセリを散らす。

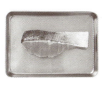

〈鮭〉
気を補い、血液の流れをよくしてくれる素材。おなかを温めてくれる役割も。

〈カリフラワー〉
足腰を強化し、生命力を養ってくれます。おなかにやさしいので、食細りの人におすすめ。

第1章 血

鮭と焼きカリフラワーのミルクみそスープ

月経改善 ＊ メンタル安定 ＊ 顔色アップ ＊ 爪＆目ケア ＊ ツヤ髪

第1章
血

黒豆のポタージュスープ

月経改善 ＊ メンタル安定 ＊ 顔色アップ ＊ 爪&目ケア ＊ ツヤ髪

黒豆のポタージュスープ ［作り方P.36］

薬膳では、五臓のうち「腎」は
生命力をつかさどると言われています。
そして「腎」の働きを助けるのは、黒豆のような黒い食材。
ポタージュにするとたっぷり食べられるので、おすすめです。

にんじんとしょうがの
ポタージュスープ ［作り方P.36］

にんじんのやさしい甘みの奥に、しょうが風味がしっかりと。
体が温まって心地よく発汗し、食欲も増進してくれます。
コクのある牛乳も、潤い補給にひと役買ってくれます。

きくらげと色々きのこのスープ [作り方P.37]

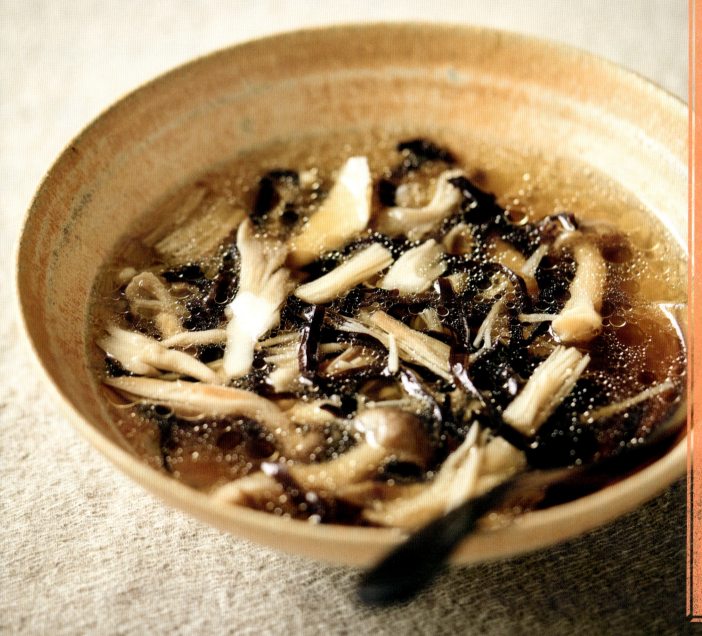

第1章 血

きくらげと色々きのこのスープ

月経改善 ＊ メンタル安定 ＊ 顔色アップ ＊ 爪&目ケア ＊ ツヤ髪

黒豆のポタージュスープ

材料（2人分）

- 黒豆（蒸し煮）——120g
- さつまいも——100g
  - ⇒1.5cm厚さの輪切りにし、皮を厚めにむき、いちょう切りにする
- 玉ねぎ——¼個（50g） ⇒ 薄切りにする
- A｜水——150ml
  ｜砂糖——小さじ1
  ｜塩——小さじ⅓
- 無調整豆乳——200ml
- バター（有塩）——10g

作り方

1. さつまいもは10分ほど水にさらして水気をきる。
2. 鍋にバターを中火で熱し、玉ねぎを加えてしんなりするまで炒める。さつまいも、Aを加えて煮立ったらふたをして弱火で8〜10分、さつまいもがやわらかくなるまで煮る。
3. 黒豆（飾り用に4粒ほどとっておく）、豆乳を加え、ミキサーまたはハンドブレンダーでなめらかになるまで撹拌する。沸騰直前まで温める。
4. 器に盛り、飾り用の黒豆をのせる。

〈黒豆〉
イソフラボンが大豆の2倍あるという黒豆。血を補い、生命力をアップします。

〈さつまいも〉
気を補い、胃腸の調子を整えてくれます。生命力を養い、むくみを解消する効果も。

にんじんとしょうがのポタージュスープ

材料（2人分）

- にんじん——1本（150g）
  - ⇒半月の薄切りにする
- 玉ねぎ——½個（100g）
  - ⇒薄切りにする
- しょうが——1〜2かけ
  - ⇒薄切りにする
- A｜水——150ml
  ｜しょうゆ——小さじ½
  ｜塩——小さじ¼
- 牛乳——200ml
- バター（有塩）——15g
- 粗びき黒こしょう——適量
- イタリアンパセリ（粗みじん切り）——適宜

作り方

1. 鍋にバターを中火で熱し、にんじん、玉ねぎ、しょうがを炒める。
2. 玉ねぎがしんなりしたらAを加える。煮立ったらふたをして弱火で10分ほど煮る。
3. ミキサーまたはハンドブレンダーでなめらかになるまで撹拌し、牛乳を加えて沸騰直前まで温める。
4. 器に盛り、粗びき黒こしょうをふり、好みでイタリアンパセリを散らす。

第1章 血

にんじんとしょうがのポタージュスープ

月経改善＊メンタル安定＊顔色アップ＊爪＆目ケア＊ツヤ髪

きくらげと色々きのこのスープ

薬膳において、きのこ類は気を補う代表的な食材。数種類合わせるとうまみが強まり、シンプルな味つけでも大満足。歯ごたえも楽しい、食物繊維たっぷりの腸活スープです。

材料(2人分)
黒きくらげ(乾燥)……5g
　⇒袋の表示どおりにもどし、細切りにする
まいたけ……½株(60g)
　⇒食べやすい大きさにほぐす
しめじ……½株(75g)
　⇒石づきを落とし、ほぐす
えのきだけ……½株(100g)
　⇒石づきを落とし、3等分長さに切る
A│水……500mℓ
　│塩……小さじ⅓
　│しょうゆ……小さじ2
こしょう……適量
ごま油……大さじ1

作り方
1　鍋にごま油を中火で熱し、まいたけ、しめじ、えのきだけを炒める。
2　しんなりしたらきくらげ、Aを加える。煮立ったらふたをして弱火で5分ほど煮る。
3　こしょうで味を調える。

〔黒きくらげ〕古くから婦人科疾患に重宝されてきた薬膳食材。血を補い、巡りをスムーズにしてくれます。

第1章 血

きくらげと色々きのこのスープ

月経改善 ※ メンタル安定 ※ 顔色アップ ※ 爪&目ケア ※ ツヤ髪

第1章 血

ひじきと根菜のスープ

月経改善 * メンタル安定 * 顔色アップ * 爪&目ケア * ツヤ髪

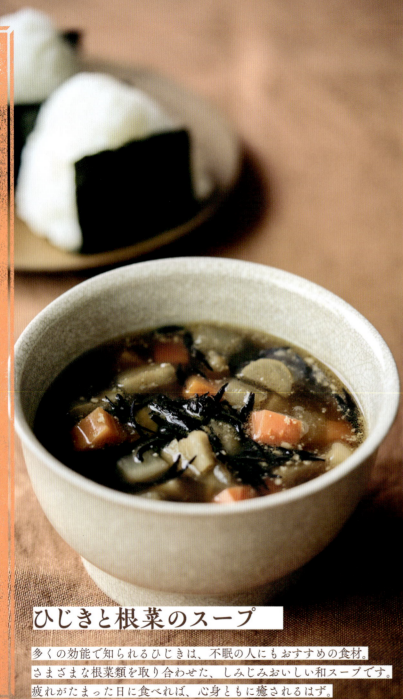

ひじきと根菜のスープ

多くの効能で知られるひじきは、不眠の人にもおすすめの食材。さまざまな根菜類を取り合わせた、しみじみおいしい和スープです。疲れがたまった日に食べれば、心身ともに癒されるはず。

材料 (2人分)

芽ひじき (乾燥)——8g
　⇒袋の表示どおりにもどし、水気をきる
にんじん——⅓本 (50g)
　⇒1cm角に切る
大根——100g
　⇒1cm角に切る
ごぼう——100g
　⇒縦半分に切り、1cm幅に切る
しょうが (みじん切り)——1かけ分
A ┃ だし汁——500mℓ
　┃ しょうゆ——大さじ1と½
　┃ 酒、みりん——各大さじ1
白すりごま——大さじ2
ごま油——大さじ1

作り方

1. 鍋にごま油としょうがを弱めの中火で熱し、香りが立ったらにんじん、大根、ごぼうを加えて炒める。
2. 大根のまわりが透き通ってきたら、ひじき、Aを加えて、煮立ったらふたをして弱火で10分煮る。
3. 白すりごまを加え、さっと混ぜる。

〈ひじき〉
ミネラル豊富な海藻。血を養う効果があり、古くから抜け毛や白髪によいとされています。

材料（2人分）

にんじん……½本（75g）
　⇒4cm長さの細切りにする
卵……1個
　⇒割りほぐす
長ねぎ……½本
　⇒斜め薄切りにする
A｜水……500ml
　｜しょうゆ……小さじ2
　｜塩……小さじ½
片栗粉……小さじ2（同量の水で溶く）
粗びき黒こしょう……適量
ごま油……大さじ½

作り方

1. 鍋にごま油を中火で熱し、にんじん、長ねぎを炒める。
2. しんなりしてきたらAを加え、煮立ったらふたをして弱火で5分ほど煮る。
3. 火を止めて、よく混ぜた水溶き片栗粉を回し入れる。中火にかけ、混ぜながら30秒ほどとろみがつくまで煮立てる。強めの中火にし、溶き卵を少しずつ回し入れる。卵が固まってきたら、粗びき黒こしょうで味を調える。

〈にんじん〉
視力を向上させてくれるβ-カロテンがとりわけ豊富。血を補い、胃腸の不調にもよい。

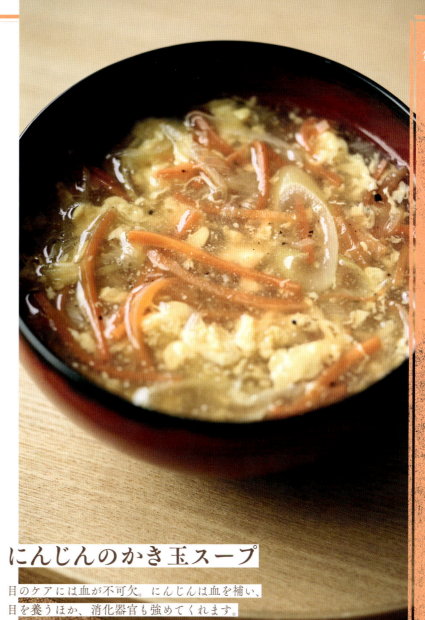

にんじんのかき玉スープ

目のケアには血が不可欠。にんじんは血を補い、目を養うほか、消化器官も強めてくれます。つるんとしたとろみに、こしょうのアクセントが効いたスープです。

第1章 血

にんじんのかき玉スープ

月経改善 * メンタル安定 * 顔色アップ * 爪＆目ケア * ツヤ髪

第1章 血

ツナ入り具だくさんミネストローネ

月経改善 ※ メンタル安定 ※ 顔色アップ ※ 爪&目ケア ※ ツヤ髪

ツナ入り具だくさんミネストローネ

材料（2人分）
- ツナ缶……1缶（70g）⇒汁気をきる
- 玉ねぎ……½個（100g）⇒1cm角に切る
- セロリ……½本（50g）
  ⇒繊維を除き、小口切りにする
- にんじん……⅓本（50g）⇒1cm角に切る
- キャベツ……葉3枚（150g）⇒2cm角に切る
- しめじ……½株（75g）
  ⇒石づきを落とし、ほぐす
- トマト……1個（180g）⇒1cm角に切る
- しょうが（みじん切り）……1かけ分
- A｜水……500mℓ
  ｜塩……小さじ½
- オリーブオイル……大さじ1
- 粗びき黒こしょう……適量

作り方
1. 鍋にオリーブオイル、しょうがを中火で熱し、玉ねぎ、セロリ、にんじんを入れて炒める。玉ねぎが透き通ってきたら、キャベツ、しめじ、トマトを加え、しんなりするまで炒める。
2. A、ツナ缶を加えて強めの中火で熱し、煮立ったらふたをして弱火で20分煮る。
3. 器に盛り、粗びき黒こしょうをふる。

〈ツナ缶〉原料はまぐろやかつお。血を養い、生命力をアップして、体を温めてくれます。

さば缶とトマト、キムチのスープ

材料（2人分）
- さばの水煮缶……1缶（190g）
  ⇒身を食べやすい大きさにほぐし、汁はとっておく
- 玉ねぎ……½個（100g）
  ⇒8等分のくし形切りにする
- トマト……1個（180g）
  ⇒8等分のくし形切りにする
- 白菜キムチ……100g
  ⇒大きいものは粗く刻む
- A｜水……450mℓ
  ｜酒、みそ、みりん……各大さじ1
  ｜しょうゆ……大さじ½
- ごま油……大さじ1

作り方
1. 鍋にごま油を中火で熱し、玉ねぎ、キムチを炒める。
2. 玉ねぎが透き通ってきたらさばの身、缶の汁、Aを加える。強めの中火で煮立ったら、ふたをして弱火にして7分ほど煮る。
3. トマトを加えてさっと煮る。

〈さば缶〉気血を補い、生命力を養ってくれる魚介。眼精疲労にもいいことで知られています。

発酵食品のキムチは、
具材兼調味料の役割で加えます。
甘酸っぱいトマトとの相性は抜群。
夏バテで食欲がない時季に
ぴったりな、スタミナスープ。

第1章 血

さば缶とトマト、キムチのスープ

月経改善 ＊ メンタル安定 ＊ 顔色アップ ＊ 爪＆目ケア ＊ ツヤ髪

定番のミネストローネも、
ツナ缶が入ると潤い度アップ。
ショートパスタなどを加えれば、
ワンプレートごはんにも。
その時季に家にある季節の野菜や
きのこを加えてもOKです。

第2章 水を補う 潤いスープ ツヤ肌 * アンチエイジング * 快便 * 冷え性&むくみ * 喉&鼻

第2章
「水」を補う
潤いスープ

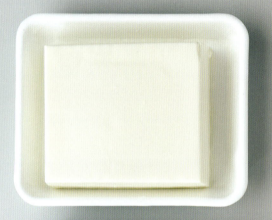

全身を潤わせながら、体のさまざまな働きを助け、
消化吸収や排泄、体温調節といった生理機能を促す「水」。
肌だけでなく、鼻や喉などの粘膜類の潤いや、
体の冷えやむくみにも関わってきます。
「水」が足りないと、便秘や不眠、ホットフラッシュなど
更年期の不快症状が強まると言われます。
「水」をもたらす食べ物は、ウリ科の野菜や乳製品、
豚肉や卵、くだもの類など。
「水」は飲み物だけでは得ることができないので、
食べ物からしっかり取り入れることが大切なのです。

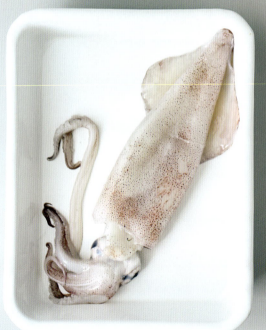

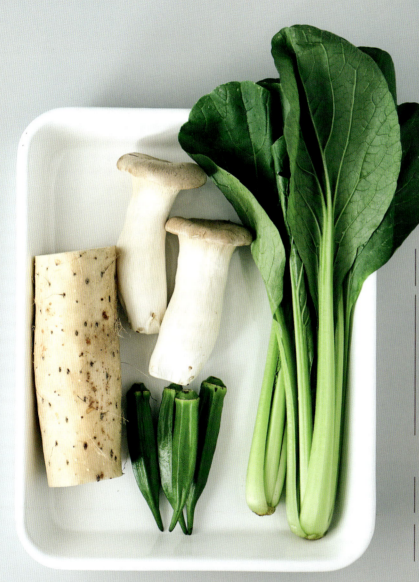

第2章 水を補う 潤いスープ

ツヤ肌 ※ アンチエイジング ※ 快便 ※ 冷え性&むくみ ※ 喉&鼻

水を補う食材

豚肉、いか、帆立、卵、トマト、長いも、アスパラガス、小松菜、チンゲン菜、オクラ、冬瓜、さつまいも、豆腐、オリーブ、スナップえんどう、牛乳、豆乳、ヨーグルト、バター、ココナッツミルク、梅干し、りんご、レモン、桃など

水を動かす食材

キャベツ、冬瓜、のり、里いも、白菜、エリンギ、あさり、レンズ豆、わかめなど

第2章
水

鶏肉と冬瓜、長ねぎのスープ

ツヤ肌 * アンチエイジング * 快便 * 冷え性&むくみ * 喉&鼻

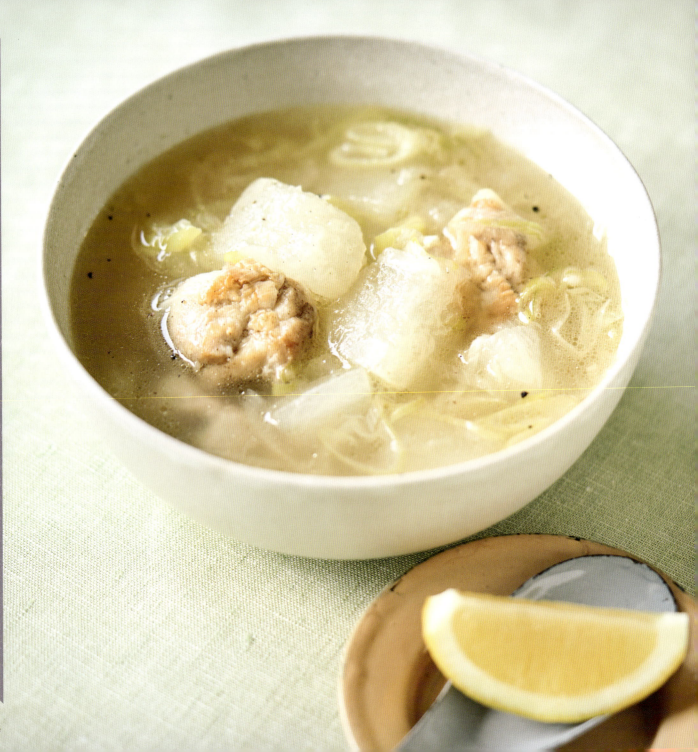

鶏肉と冬瓜、長ねぎのスープ

冬瓜などウリ科の野菜は、水分代謝を促すとともに潤いを生む、「水スープ」に活用したい食材たちです。やはり潤いを生むレモンをしぼると、ぐっと洗練された味わいに。

材料 (2人分)

鶏もも肉⋯⋯½枚 (150g)
　⇒余分な脂身を落とし、
　　6等分に切る
塩、こしょう⋯⋯各適量
冬瓜⋯⋯300g
　⇒ひと口大に切り、
　　皮を切り落とす
長ねぎ⋯⋯⅓本
　⇒斜め薄切りにする
A｜水⋯⋯500㎖
　｜塩⋯⋯小さじ½
　｜砂糖⋯⋯ふたつまみ
サラダ油⋯⋯小さじ1
粗びき黒こしょう⋯⋯適量
レモン (くし形切り)⋯⋯適宜

作り方

1. 鶏肉は塩、こしょうをふる。
2. 鍋にサラダ油を中火で熱し、1を皮面から加えてこんがりと焼き色がつくまで焼く。鶏肉を返し裏面も色が変わったら長ねぎを加えて炒める。
3. 長ねぎがしんなりしたらA、冬瓜を加える。煮立ったらふたをして、弱火で15分ほど冬瓜がやわらかくなるまで煮る。
4. 粗びき黒こしょうで味を調え、器に盛り、お好みでレモンをしぼって食べる。

〈冬瓜〉
暑気あたりやむくみにいいウリ科野菜。潤いを生むとともに、余分な水分を排出します。

第2章 水 ― 鶏肉と冬瓜、長ねぎのスープ ― ツヤ肌 ＊ アンチエイジング ＊ 快便 ＊ 冷え性＆むくみ ＊ 喉＆鼻

第2章 水

鶏スペアリブと焼きキャベツ、アスパラガスのスープ

ツヤ肌 * アンチエイジング * 快便 * 冷え性&むくみ * 喉&鼻

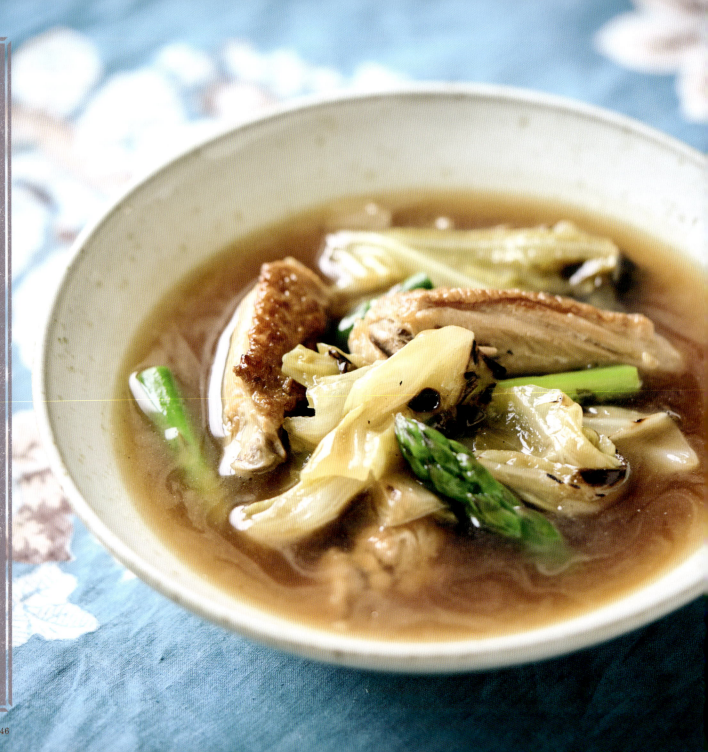

鶏スペアリブと焼きキャベツ、アスパラガスのスープ

鶏肉とキャベツにつけた焼き目がスープに溶け出し、香ばしいうまみのアクセントになります。春先のゆらぎがちな季節に、特におすすめのスープです。

材料(2人分)

- 鶏スペアリブ——8本(160g)
- A | しょうゆ——小さじ1
  | 塩——ひとつまみ
- キャベツ——葉3枚(150g)
  ⇒ 大きめのひと口大に切る
- アスパラガス——4本
  ⇒ 根元を3cmほど切り落とし、下1/3の皮をピーラーでむき、4等分長さに切る
- にんにく(みじん切り)——1かけ分
- B | 水——500ml
  | 酒——大さじ1
  | しょうゆ——小さじ2
  | 塩——小さじ1/3
- オリーブオイル——大さじ1/2

作り方

1. 鶏スペアリブはフォークで全体に穴をあけ、Aをもみ込んで15分以上おく。

2. 鍋にオリーブオイルを中火で熱し、1を皮面から焼きつける。こんがりと焼き色がついたら取り出し、キャベツ、にんにくを加えてさっと混ぜる。全体に油が回ったら広げて強めの中火にし、ときどき混ぜながら、ところどころに焼き色がつくまで焼きつける。

3. B、鶏スペアリブを加えて、煮立ったらふたをして弱火で10分煮る。アスパラガスを加え、弱めの中火で2〜3分煮る。

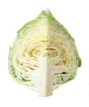

(キャベツ)
胃の調子や便通を整え、消化器系全般によい。気を巡らせ、余分な水分も排出します。

(アスパラガス)
潤いを生みつつ、水分代謝も促すので、むくみや口の渇きを癒す働きが。疲労回復にも。

第2章 水
鶏スペアリブと焼きキャベツ、アスパラガスのスープ
ツヤ肌 * アンチエイジング * 快便 * 冷え性&むくみ * 喉&鼻

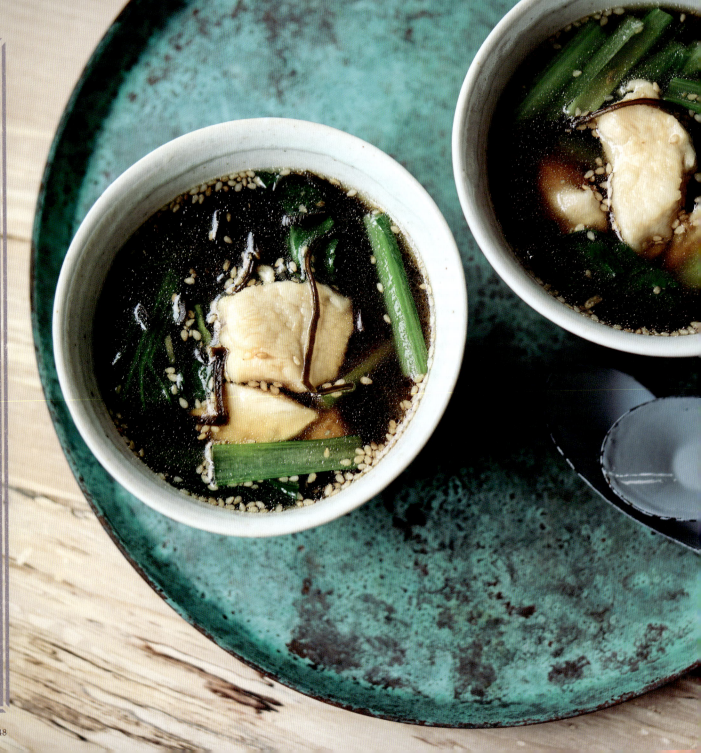

第2章
水

鶏肉と小松菜、塩昆布のスープ

ツヤ肌 * アンチエイジング * 快便 * 冷え性&むくみ * 喉&鼻

鶏肉と小松菜、塩昆布のスープ

調味料的に加える塩昆布は、ふやけて具材となり、むくみを解消する助けにもなります。栄養豊富な小松菜も、スープならたっぷり食べられます。

材料（2人分）

- 鶏むね肉——½枚（150g）
  ⇒ 皮を取り、1cm厚さのひと口大のそぎ切りにする
- 塩——ふたつまみ
- 片栗粉——大さじ½
- 小松菜——½束（100g）
  ⇒ 4cm長さに切る
- しょうが（みじん切り）——1かけ分
- A ｜ 水——500㎖
   ｜ 塩昆布——12g
   ｜ しょうゆ——小さじ1
- 白いりごま——大さじ1
- ごま油——小さじ2

作り方

1. 鶏むね肉は塩をもみ込み、片栗粉をまぶす。
2. 鍋にごま油、しょうがを中火で熱し、1を入れて両面色が変わるまで焼く。
3. Aを加え、煮立ったら小松菜を加えて2分ほど煮る。白いりごまを加え、さっと混ぜる。

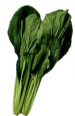

〈小松菜〉
潤いを補い、便通をよくしてくれます。熱がこもることによるイライラ、不眠の改善も。

第2章 水 — 鶏肉と小松菜、塩昆布のスープ — ツヤ肌 ＊ アンチエイジング ＊ 快便 ＊ 冷え性＆むくみ ＊ 喉＆鼻

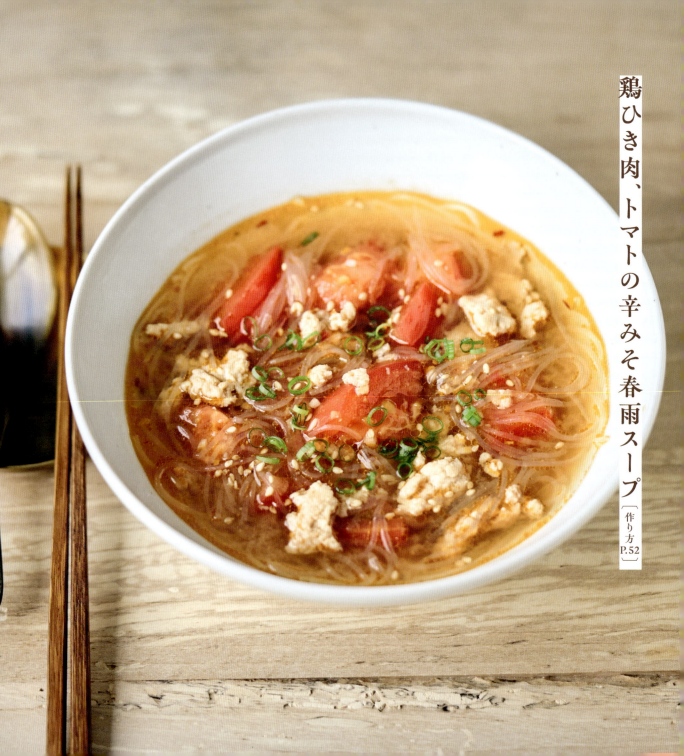

鶏ひき肉、トマトの辛みそ春雨スープ

[作り方 P.52]

第2章 水

鶏ひき肉、トマトの辛みそ春雨スープ

* ツヤ肌 * アンチエイジング * 快便 * 冷え性＆むくみ * 喉＆鼻

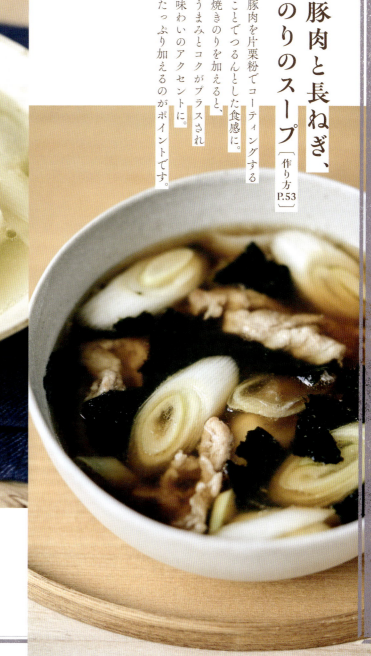

第2章 水

塩豚と白い野菜のスープ

ツヤ肌 * アンチエイジング * 快便 * 冷え性&むくみ * 喉&鼻

豚肉と長ねぎ、のりのスープ [作り方 P.53]

豚肉を片栗粉でコーティングすることでつるんとした食感に。焼きのりを加えると、うまみとコクがプラスされ味わいのアクセントに。たっぷり加えるのがポイントです。

塩豚と白い野菜のスープ [作り方 P.53]

呼吸器系によいとされる「白い食材」を取り合わせました。おなかを温め、疲労回復にもいい滋養スープです。塩豚のうまみを吸った野菜たちが、心身を癒してくれます。

51

第2章 水 ─ 鶏ひき肉、トマトの辛みそ春雨スープ

ツヤ肌 * アンチエイジング * 快便 * 冷え性&むくみ * 喉&鼻

鶏ひき肉、トマトの辛みそ春雨スープ

春雨はいも類が原料のものもありますが、「潤い」が気になるなら緑豆から作られた製品を選ぶようにしましょう。トマトの酸味＆甘みにピリ辛風味が効いた、食をそそる味わいです。

材料 (2人分)

鶏ひき肉──80g
トマト──1個 (180g)
　⇒ 小さめのひと口大に切る
緑豆春雨──30g
　⇒ さっと水でぬらし、長ければ
　　キッチンばさみで半分に切る
A｜ しょうが (みじん切り)──1かけ分
　｜ にんにく (みじん切り)──1かけ分
　｜ 豆板醤──小さじ½〜⅔
　｜ ごま油──大さじ½
B｜ 水──550ml
　｜ みそ──大さじ1と½
　｜ 酒──大さじ1
　｜ しょうゆ──大さじ½
こしょう──適量
白いりごま、細ねぎ (小口切り)
　──各適宜

作り方

1. 鍋にAを弱めの中火で熱し、香りが立ったらひき肉を加え、あまりほぐしすぎないように中火で炒める。
2. ひき肉の色が変わったらBを加える。煮立ったら春雨を加え、弱めの中火で春雨がやわらかくなるまで4〜5分煮る。トマトを加えてさっと煮て、こしょうで味を調える。
3. 器に盛り、お好みでごまをふり、ねぎをのせる。

〈トマト〉
潤いを生み、喉の渇きを抑えてくれる野菜。不眠にもよく、夏バテ対策にもどうぞ。

第2章 水

豚肉と長ねぎ、のりのスープ ツヤ肌 ＊ アンチエイジング ＊ 快便 ＊ 冷え性＆むくみ ＊ 喉＆鼻

塩豚と白い野菜のスープ

材料（2人分）
- 豚肩ロースかたまり肉──300g
- 塩──小さじ1強（6g、豚肉の2%）
- 白菜──150g⇒5cm長さのざく切りにする
- 長ねぎ──½本⇒4cm長さに切る
- 長いも──100g⇒皮をむき、乱切りにする
- 昆布──5cm四方
- A │ 水──500㎖
  │ 酒──大さじ2
- サラダ油──大さじ½

作り方

1. 豚肉は全体にフォークで穴をあけ、塩を全体にすり込み、空気が入らないようにぴったりとラップで包んで、冷蔵庫で1日以上おく。水気をペーパータオルで拭き、2cm厚さに切る。
2. 厚手の鍋にサラダ油を中火で熱し、白菜、長ねぎを入れて炒める。
3. 白菜がしんなりしたら1、昆布、Aを入れる。煮立ったらふたをして弱火で25分煮る。長いもを加えてさらに15分煮る。

豚肉と長ねぎ、のりのスープ

材料（2人分）
- 豚こま切れ肉──120g
- A │ 酒、しょうゆ、片栗粉──各小さじ1
- 長ねぎ──1本
  ⇒1cm幅の斜め切りにする
- 焼きのり（全形）──1枚
- B │ だし汁──500㎖
  │ しょうゆ──大さじ1と⅓
  │ 酒──大さじ1
- ごま油──大さじ½

作り方

1. 豚肉はAをもみ込む。
2. 鍋にごま油を中火で熱し、1を炒める。豚肉の色が変わったら長ねぎを加えて炒める。
3. 全体に油が回ったら、Bを加える。煮立ったらふたをして、弱火で8分煮る。
4. 火を止め、焼きのりを食べやすい大きさにちぎって加え、さっと混ぜる。

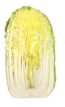

〈白菜〉
利尿作用があり、むくみ解消にいいほか、胃腸の調子を整えてくれる役割も。

〈長いも〉
薬膳の世界では老化予防や滋養強壮食材として有名。むくみを解消し、肺を潤します。

〈のり〉
体の余分な水分を排出し、むくみを解消。咳や痰など喉のトラブルにも効果的です。

第2章 水

豚ひき肉と豆腐の塩麻婆風スープ

ツヤ肌 * アンチエイジング * 快便 * 冷え性&むくみ * 喉&鼻

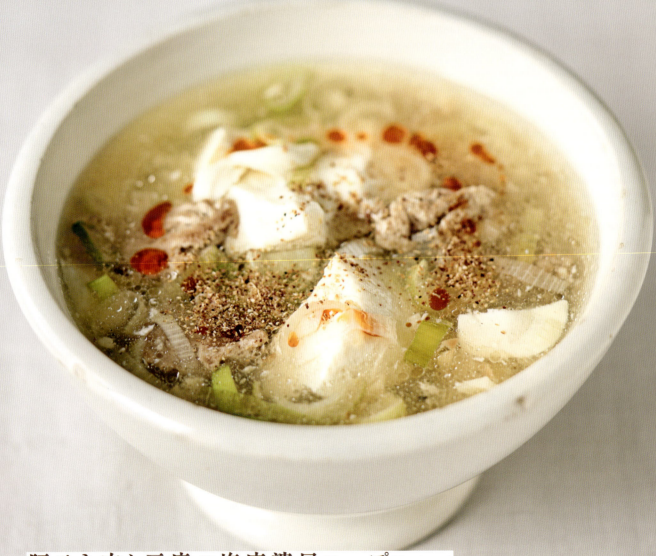

豚ひき肉と豆腐の塩麻婆風スープ ［作り方P.56］

酒粕豚汁 〔作り方P.57〕

肉も野菜もとれる豚汁は、
血も水も補う優秀な「潤いスープ」。
発酵食品の酒粕は、血の巡りをよくし、
肌の乾燥を防ぐ効果が、ごぼうは便通を改善して、
むくみを取る効果があります。

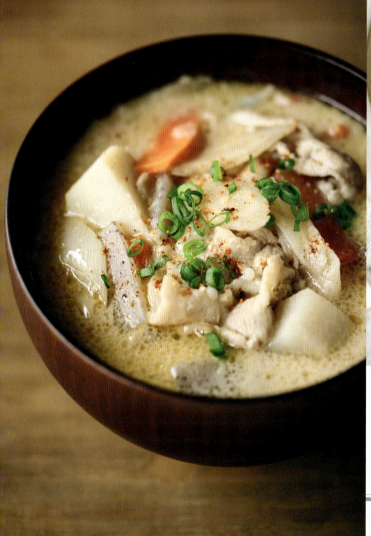

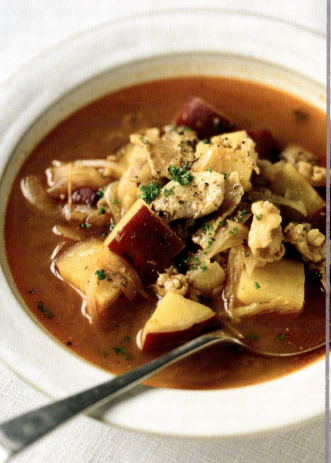

豚肉とさつまいもの カレースープ 〔作り方P.57〕

さつまいもは、慢性便秘の方に
ぜひおすすめしたい食材。
小さめにカットして、火の入りを早くしています。
カレー風味のスープですが、
マイルドでやさしい味わい。

第2章 水 酒粕豚汁

ツヤ肌 ＊ アンチエイジング ＊ 快便 ＊ 冷え性＆むくみ ＊ 喉＆鼻

第2章 水

豚ひき肉と豆腐の塩麻婆風スープ

ツヤ肌 ＊ アンチエイジング ＊ 快便 ＊ 冷え性&むくみ ＊ 喉&鼻

豆板醬が入らない白い麻婆豆腐を、スープにしたような料理です。心が落ち着くやさしい味わいで、ラー油や花椒粉をお好みで加えると、パンチのある味に変化します。

材料（2人分）

- 豚ひき肉——100g
- 絹ごし豆腐——½丁（180g）
- 長ねぎ——½本
  ⇒縦半分に切り、5mm幅に切る
- A
  - しょうが（みじん切り）——1かけ分
  - にんにく（みじん切り）——1かけ分
  - ごま油——大さじ½
- B
  - 水——500mℓ
  - 酒——大さじ1
  - 塩——小さじ⅔
  - 砂糖——ふたつまみ
  - 粗びき黒こしょう——適量
- 片栗粉——大さじ1（同量の水で溶く）
- ラー油、花椒粉——各適量

作り方

1. 鍋にAを弱めの中火で熱し、香りが立ったら豚ひき肉を加えて、広げながらあまりさわらずに、かたまりが残るように炒める。
2. こんがりと焼き色がついたら長ねぎ、Bを加えて混ぜ、豆腐をスプーンで大きめにすくって加える。煮立ったら弱めの中火で3分煮る。
3. 火を止めて、よく混ぜた水溶き片栗粉を回し入れる。豆腐を崩さないようにやさしく混ぜながら中火にかけ、さらに30秒ほど煮る。
4. 器に盛り、ラー油、花椒粉をかける。

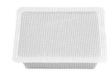

〈豆腐〉
潤いを生み、皮膚や気管支系の乾燥を防ぎます。体にこもった余分な熱を冷ます効果も。

酒粕豚汁

材料（2人分）

- 豚バラ薄切り肉（しゃぶしゃぶ用）……100g
  - ⇒食べやすい長さに切る
- 里いも……3〜4個（約200g）
  - ⇒皮をむき、3cm大に切る
- こんにゃく……80g
  - ⇒短冊に切り、熱湯でさっとゆで、水気をきる
- にんじん……1/3本（50g）⇒短冊に切る
- 長ねぎ……1/2本⇒斜め1cm幅に切る
- ごぼう……100g⇒斜め薄切りにする
- しょうが（みじん切り）……1かけ分
- 酒粕……50g
- A ｜ 酒、みりん……各大さじ1
  ｜ だし汁……500㎖
- みそ……大さじ2
- ごま油……大さじ1/2
- 細ねぎ（小口切り）、七味唐辛子……各適宜

作り方

1. 鍋にごま油、しょうがを中火で熱し、豚肉を炒める。8割ほど色が変わったらすべての野菜、こんにゃくを加え、炒める。
2. ねぎがしんなりしたらAを加え、煮立ったらふたをして弱火で15分煮る。
3. 火を止めて、酒粕にだし汁をお玉1〜2杯ほど加えて溶かす。みそ、酒粕を加えて混ぜる。
4. 器に盛り、好みで細ねぎ、七味唐辛子を散らす。

豚肉とさつまいものカレースープ

材料（2人分）

- 豚バラ薄切り肉……100g ⇒4cm長さに切る
- さつまいも……1/2本（150g）
  - ⇒2cm角に切り、10分水にさらして水気をきる
- 玉ねぎ……1/2個（100g）⇒薄切りにする
- しょうが（みじん切り）……1かけ分
- A ｜ トマトケチャップ……大さじ2
  ｜ カレー粉……小さじ2
- B ｜ 水……500㎖
  ｜ しょうゆ……小さじ1
  ｜ 塩……小さじ1/2
- バター（有塩）……10g
- 粗びき黒こしょう……適量
- パセリ（みじん切り）……適宜

作り方

1. 鍋にバター、しょうがを中火で熱し、香りが立ったら豚肉、玉ねぎを加えて炒める。玉ねぎがしんなりしたらさつまいも、Aを加えて炒める。
2. 全体がなじんだらBを加え、煮立ったらふたをして、弱火で5〜7分ほどさつまいもがやわらかくなるまで煮る。
3. 器に盛り、粗びき黒こしょうをふり、好みでパセリを散らす。

〈里いも〉
余分な水分を排出し、むくみを解消します。ぬめりの正体は食物繊維で、便秘も改善。

〈こんにゃく〉
腸を潤し、便通をよくしてくれるデトックス食材。ローカロリー素材としても有名です。

〈さつまいも〉
胃腸を元気にし、生命力をアップしてくれる食材。便秘の解消にもぜひ活用して。

第2章 水

豚肉とさつまいものカレースープ

ツヤ肌＊アンチエイジング＊快便＊冷え性＆むくみ＊喉＆鼻

いかとトマト、オリーブのスープ [作り方P.60]

第2章 水

いかとトマト、オリーブのスープ

ツヤ肌 * アンチエイジング * 快便 * 冷え性&むくみ * 喉&鼻

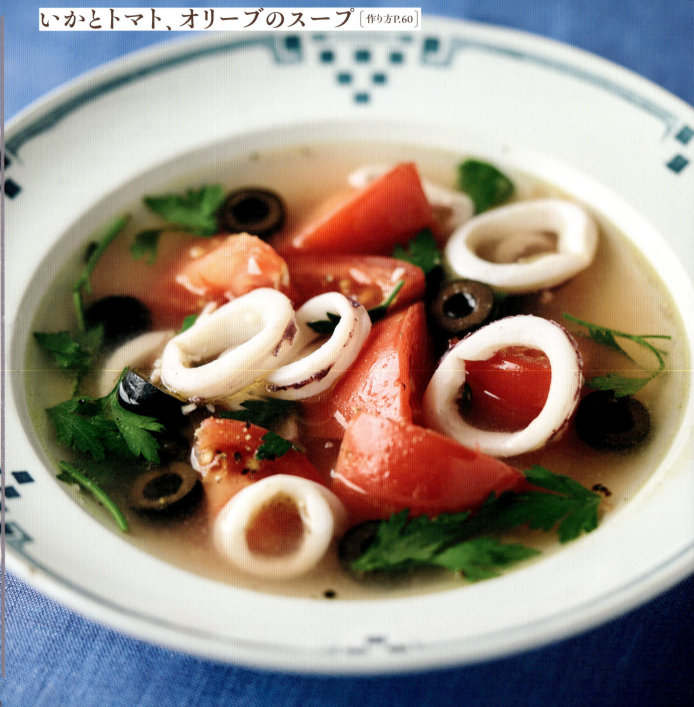

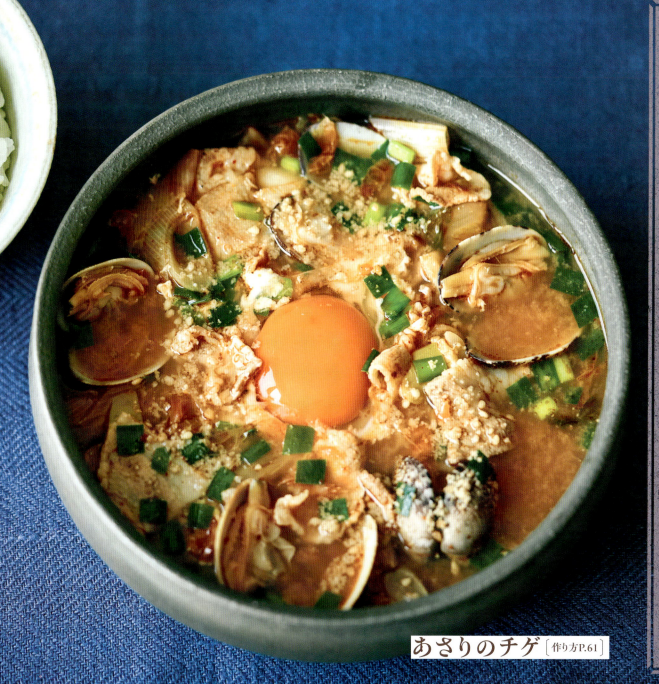

あさりのチゲ〔作り方P.61〕

第2章 水

あさりのチゲ

ツヤ肌 * アンチエイジング * 快便 * 冷え性&むくみ * 喉&鼻

いかとトマト、オリーブのスープ

「いか・トマト・オリーブ」はパスタでおなじみですが実は「潤い」を補うトリオで、スープにもぴったり。オリーブがうまみを足す、いい役割を果たしています。

第2章 水

いかとトマト、オリーブのスープ

ツヤ肌 ＊ アンチエイジング ＊ 快便 ＊ 冷え性＆むくみ ＊ 喉＆鼻

材料 (2人分)

いか——小1ぱい（約100g）
　⇒わたと骨を除き、1cm幅に切る
トマト——1個（180g）
　⇒3〜4cm大に切る
オリーブ——6〜8個
　⇒半分に切る
にんにく（みじん切り）——1かけ分
イタリアンパセリ——2枝
　⇒2cm幅のざく切りにする
白ワイン——50mℓ（酒でも可）
A｜水——400mℓ
　｜塩——小さじ½
粗びき黒こしょう——適量
オリーブオイル——大さじ1

作り方

1　鍋にオリーブオイルとにんにくを弱めの中火で熱し、香りが立ったらいかを加え、さっと炒める。表面の色が変わったら白ワインを回しかけて中火で煮立てる。

2　A、オリーブを加え、煮立ったらトマト、イタリアンパセリを加えてさっと混ぜる。粗びき黒こしょうで味を調える。

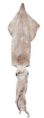

〈いか〉薬膳では血を養い、月経不順など女性特有の不調によいとされています。疲労回復にも。

〈オリーブ〉喉を潤し、咳、痰、喉の腫れなど、喉まわりのトラブルを改善してくれます。解毒作用も。

あさりのチゲ

海のあさりと山の豚、両方のうまみが溶け込んだスープです。あさりはイライラを鎮め、心の安定にも役立つ素材。ごはんにかけながら食べるのもおすすめです。

ツヤ肌 ＊ アンチエイジング ＊ 快便 ＊ 冷え性＆むくみ ＊ 喉＆鼻

材料（2人分）

- あさり——150g
  - ⇒砂抜きして表面をこすり洗いし、水気をきる
- 豚バラ薄切り肉——80g
  - ⇒4cm長さに切る
- 長ねぎ——1/2本
  - ⇒斜め1cm幅に切る
- にら——3本
  - ⇒7〜8mm幅に切る
- 白菜キムチ——80g
  - ⇒大きいものは粗く刻む
- 卵——2個
- A しょうが（みじん切り）——1かけ分
  　にんにく（みじん切り）——1かけ分
  　ごま油——小さじ2
- 酒——50mℓ
- B 水——400mℓ
  　酒、コチュジャン、みそ——各大さじ1
- 白すりごま——適量

作り方

1. 鍋にAを弱めの中火で熱し、香りが立ったら豚肉、キムチを加えて中火で炒める。豚肉の色が変わったら長ねぎを加えてしんなりするまで炒める。
2. あさりを加えて酒をふり、ふたをして弱めの中火で3〜4分蒸す。
3. あさりの口が開いたらBを加え、煮立ったらにらを散らし、弱めの中火で2分煮る。
4. 器に先に具材を盛り、スープを強めの中火で煮立て、卵を落とす。さっと30秒加熱し、器に卵とスープを盛る。白すりごまを散らす。

〈あさり〉
血を補い、余分な水分を排出してむくみを解消。不眠を解消する働きもあります。

第2章 水

ベーコンとじゃがいも、スナップえんどうのミルクスープ

ツヤ肌 * アンチエイジング * 快便 * 冷え性&むくみ * 喉&鼻

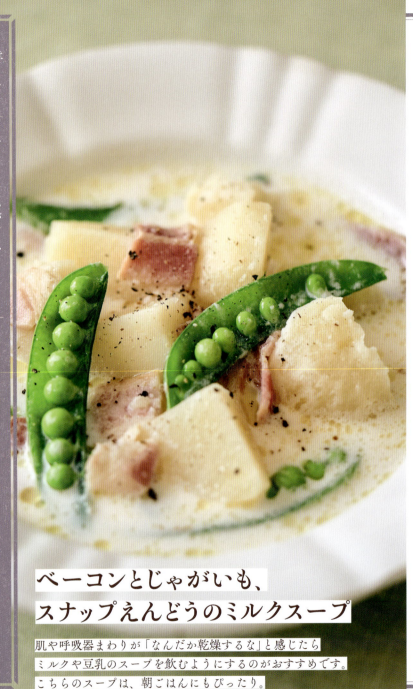

ベーコンとじゃがいも、スナップえんどうのミルクスープ

肌や呼吸器まわりが「なんだか乾燥するな」と感じたら
ミルクや豆乳のスープを飲むようにするのがおすすめです。
こちらのスープは、朝ごはんにもぴったり。

材料 (2人分)

- ベーコン──2枚 (40g) ⇒1.5cm幅に切る
- じゃがいも──2個 (260g)
  ⇒8等分に切り、水に10分さらし、水気をきる
- スナップえんどう──8本
  ⇒ヘタと筋を除き、開く
- A
  - にんにく (すりおろし)──少々
  - 水──200ml
  - 塩──小さじ⅓
- 牛乳──200ml
- バター (有塩)──10g
- 粗びき黒こしょう──適量

作り方

1. 鍋にバターとベーコンを中火で熱し、ベーコンが縮んできたらじゃがいもを加え、炒める。
2. じゃがいものまわりが透き通ってきたらAを加え、煮立ったらふたをして弱火で6〜8分、じゃがいもがやわらかくなるまで煮る。スナップえんどう、牛乳を加えてさっと混ぜ、さらに弱めの中火で2〜3分煮る。
3. 器に盛り、粗びき黒こしょうをふる。

〈牛乳〉
体を潤す作用があり、皮膚の乾燥や便秘、口や鼻の渇きに効果的。疲労回復にも。

〈スナップえんどう〉
気を補い、潤いを生んで、体内の巡りをよくします。絹さや、えんどう豆にも同じ効果が。

帆立と白菜のスープ

第2章 水

ツヤ肌 * アンチエイジング * 快便 * 冷え性&むくみ * 喉&鼻

材料（2人分）

- 帆立の貝柱（水煮缶）……1缶（70g）
  - ⇒粗くほぐし、缶汁はとっておく
- 白菜……200g
  - ⇒繊維を断つように1cm幅に切る
- しょうが（せん切り）……1かけ分
- A
  - 水……400mℓ
  - 酒……大さじ1
  - 塩……小さじ2/3
  - 砂糖……ひとつまみ
- ごま油……小さじ1＋小さじ1

作り方

1. 鍋にごま油小さじ1を中火で熱し、白菜、しょうがを炒める。
2. 白菜がしんなりしたら、帆立を缶汁ごと、Aを加える。煮立ったらふたをして弱火で10分煮る。
3. ごま油小さじ1を回しかけ、さっと混ぜる。

〈帆立〉
体に潤いを与え、疲労回復や老化予防に。薬膳では美肌食材としても有名です。

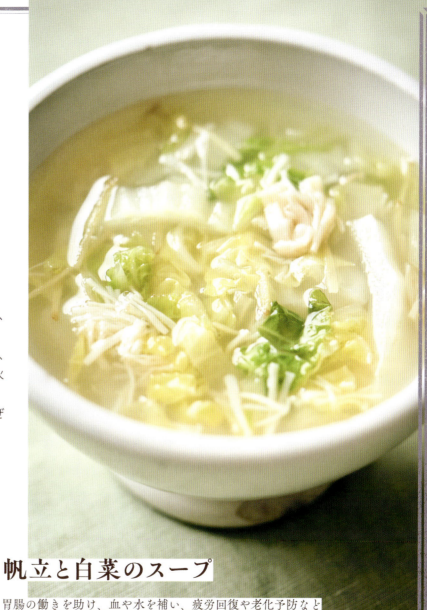

胃腸の働きを助け、血や水を補い、疲労回復や老化予防など多くの効能で知られている帆立は、缶詰を使うとお手軽。スープには汁ごと活用することで、だしいらずの味わいに。

第2章 水

かぼちゃの豆乳みそポタージュ

ツヤ肌 * アンチエイジング * 快便 * 冷え性&むくみ * 喉&鼻

ビタミン類豊富なかぼちゃは、風邪予防にも強い味方。
みそが加わることでおなかの調子を整えてくれるとともに、
かぼちゃのやさしい甘みに奥行きを与えてくれます。

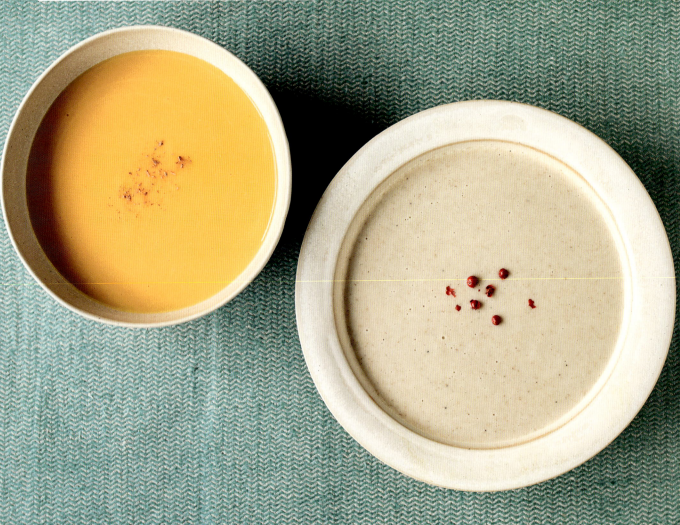

独特の粘りがある長いもは、ポタージュ状にすると
やさしい食感になり、きのこのうまみとよくなじみます。
胃腸の調子が落ちているとき、元気づけてくれるはず。

第2章 水

きのこと長いものポタージュスープ

ツヤ肌 ＊ アンチエイジング ＊ 快便 ＊ 冷え性＆むくみ ＊ 喉＆鼻

きのこと長いものポタージュスープ

材料（2人分）
- エリンギ……1本（100g）
  ⇒長さを半分に切り、薄切りにする
- マッシュルーム……100g
  ⇒根元を落とし、薄切りにする
- 長いも……150g
  ⇒皮をむき、1cm厚さの半月切りにする
- 玉ねぎ……¼個（50g）⇒薄切りにする
- にんにく……½かけ⇒薄切りにする
- A │ 水……150mℓ
    │ 塩……小さじ⅔
- 牛乳……200mℓ
- 粗びき黒こしょう……適量
- オリーブオイル……大さじ1
- ピンクペッパー……適宜

作り方
1. 鍋にオリーブオイル、にんにくを中火で熱し、香りが立ったらきのこ類、長いも、玉ねぎを入れ、炒める。
2. 玉ねぎがしんなりしたらAを加え、煮立ったらふたをして弱火で10分煮る。
3. 牛乳、粗びき黒こしょうを加え、ミキサーまたはハンドブレンダーでなめらかになるまで攪拌する。沸騰直前まで温める。
4. 器に盛り、好みでピンクペッパーを散らす。

〈エリンギ〉
腸と呼吸器系に潤いを与えてくれるきのこ。気を補い、疲労感を軽減してくれる効果も。

かぼちゃの豆乳みそポタージュ

材料（2人分）
- かぼちゃ……¼個（正味200g）
  ⇒種とわたを取り、ひと口大に切り、厚めに皮をむく
- 玉ねぎ……½個（100g）
  ⇒薄切りにする
- A │ 水……150mℓ
    │ みそ……大さじ1と½
    │ 塩……ひとつまみ
- 無調整豆乳……200mℓ
- バター（有塩）……10g
- シナモンパウダー……適宜

作り方
1. 鍋にバターを中火で熱し、玉ねぎを炒める。
2. しんなりしたらかぼちゃ、Aを加え、煮立ったらふたをして弱火で7～8分、かぼちゃがやわらかくなるまで煮る。
3. 豆乳を加え、ミキサーまたはハンドブレンダーでなめらかになるまで攪拌する。沸騰直前まで温める。
4. 器に盛り、好みでシナモンパウダーをふる。

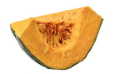

〈かぼちゃ〉
肺を潤し、咳や喘息をやわらげます。気を補い、おなかの調子を整えて、体も温めます。

〈豆乳〉
体にたまった余分な熱を冷まして潤す作用があり、喉の渇きや肌の乾燥を抑えてくれます。

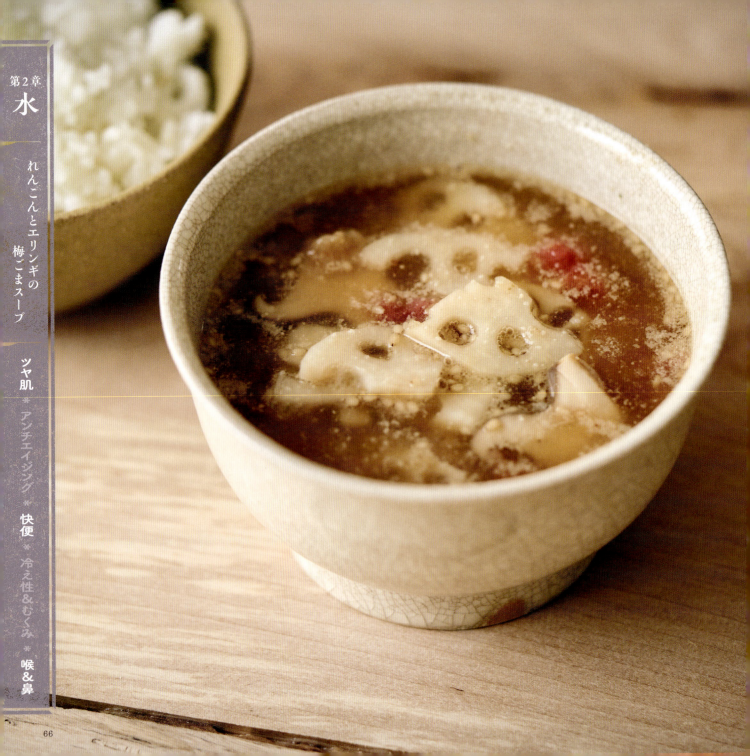

第2章 水 | れんこんとエリンギの梅ごまスープ | ツヤ肌 * アンチエイジング * 快便 * 冷え性&むくみ * 喉&鼻

れんこんとエリンギの梅ごまスープ

れんこんは胃の粘膜を保護し、元気にしてくれる野菜。梅のさっぱり味とごまのコクがアクセントになったお疲れぎみな日にうれしい、しみじみスープです。

材料 (2人分)

- れんこん——1節 (150g)
  - ⇒薄いいちょう切りにする
- エリンギ——1本 (100g)
  - ⇒長さを3等分し、薄切りにする
- 梅干し——1個 (15g)
- A
  - 水——500mℓ
  - 酒、しょうゆ、みりん——各大さじ1
  - 塩——小さじ¼
- ごま油——大さじ1
- 白すりごま——大さじ3

作り方

1. 鍋にごま油を中火で熱し、れんこん、エリンギを入れて炒める。
2. れんこんが透き通ってきたら、A、梅干しを種ごと加える。梅の実を鍋中でほぐし、煮立ったらふたをして弱火で10分煮る。すりごまを加え、さっと混ぜる。

第2章 水 れんこんとエリンギの梅ごまスープ ツヤ肌 * アンチエイジング * 快便 * 冷え性&むくみ * 喉&鼻

〈梅干し〉
夏バテや疲労回復にいいクエン酸がたっぷり。咳を止め、口の渇きを癒してくれます。

〈白ごま〉
腸を潤し、便通をよくしてくれる素材。肌の乾燥や肌荒れにも効果を発揮します。

第2章
水

レンズ豆のトルコ風スープ

ツヤ肌 * アンチエイジング * 快便 * 冷え性&むくみ * 喉&鼻

レンズ豆のトルコ風スープ

レンズ豆のスープといえば、トルコを代表するスープ。豆のやさしい甘みととろみが魅力で、ほっとする味わいがうれしい。水もどし不要なレンズ豆は、ストックしておくと便利です。

材料（2人分）

- レンズ豆（乾燥、皮なし）——100g
  - ⇒水でさっと洗い、ざるに上げて水気をきる
- 玉ねぎ——½個（100g）
  - ⇒粗みじん切りにする
- トマトケチャップ——大さじ1と½
- A｜水——500mℓ
  - ｜塩——小さじ½
- バジル（乾燥）——小さじ½
- 粗びき黒こしょう——適量
- バター（有塩）——15g
- レモン（くし形切り）——適宜

作り方

1. 鍋にバターを中火で熱し、玉ねぎを炒める。玉ねぎがきつね色になったらトマトケチャップを加え、炒める。
2. 汁気がなくなってきたら、レンズ豆、Aを加え、煮立ったらふたをして弱火で10分（途中2～3度鍋底を混ぜながら）煮る。
3. ミキサーまたはハンドブレンダーでなめらかになるまで攪拌する。バジル、粗びき黒こしょうを加えて混ぜる。
4. 器に盛り、お好みでレモンをしぼって食べる。

〈レンズ豆〉
むくみを解消し、老廃物を排出します。たんぱく質や鉄分豊富で、調理も手軽です。

第2章 水 ― レンズ豆のトルコ風スープ ― ツヤ肌＊アンチエイジング＊快便＊冷え性＆むくみ＊喉＆鼻

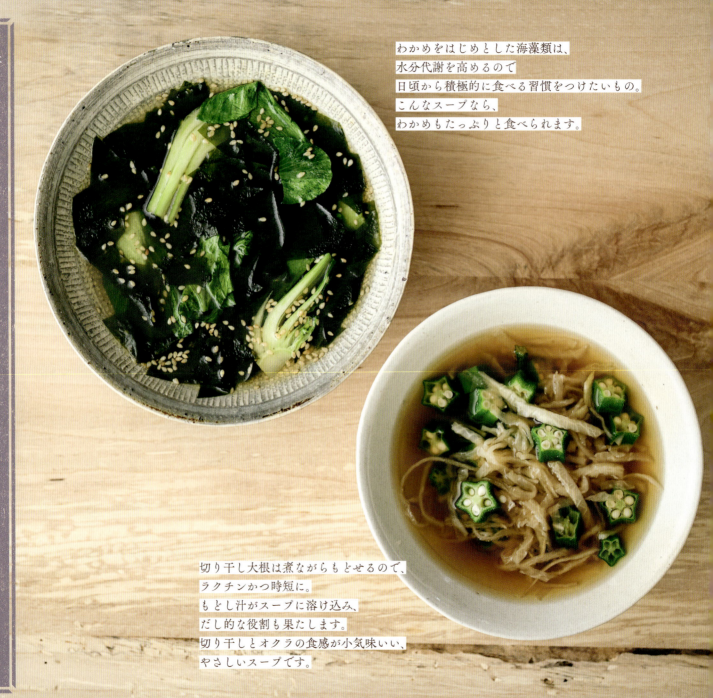

第2章 水

チンゲン菜とわかめのスープ

ツヤ肌＊アンチエイジング＊快便＊冷え性＆むくみ＊喉＆鼻

わかめをはじめとした海藻類は、
水分代謝を高めるので
日頃から積極的に食べる習慣をつけたいもの。
こんなスープなら、
わかめもたっぷりと食べられます。

切り干し大根は煮ながらもどせるので、
ラクチンかつ時短に。
もどし汁がスープに溶け込み、
だし的な役割も果たします。
切り干しとオクラの食感が小気味いい、
やさしいスープです。

チンゲン菜とわかめのスープ

材料（2人分）

チンゲン菜——1株（80g）
　⇒長さを3等分に切り、根元は6等分に切る
塩蔵わかめ——25g
　⇒さっと水で洗い、袋の表示どおりに水でもどす。水気を絞り、食べやすく切る
A｜にんにく（すりおろし）——少々
　｜水——500mℓ
　｜しょうゆ——小さじ2
　｜塩——小さじ⅓
白いりごま——大さじ1
こしょう——適量
ごま油——小さじ2

作り方

1 鍋にごま油を中火で熱し、わかめを入れてさっと炒める。

2 Aを加え、煮立ったらチンゲン菜を加え、弱めの中火で3〜4分煮る。白いりごまを加え、こしょうで味を調える。

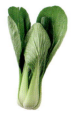
〈チンゲン菜〉
余分な熱を冷まし、血の巡りをよくして、潤いを生みます。イライラを抑える役割も。

〈わかめ〉
水分代謝を高め、痰やむくみを取り除く作用が。便秘解消にも効果的です。

オクラと切り干し大根のスープ

材料（2人分）

オクラ——8本
　⇒ガクをむき、1cm幅に切る
切り干し大根——20g
　⇒さっと洗い、食べやすい長さに切る
A｜水——550mℓ
　｜みりん——大さじ1
　｜しょうゆ——小さじ2
　｜塩——小さじ½

作り方

1 鍋にAを強めの中火で熱し、切り干し大根を加える。煮立ったらふたをして、切り干し大根がやわらかくなるまで弱火で8〜10分煮る。

2 オクラを加え、弱めの中火で1分煮る。

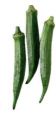
〈オクラ〉
ネバネバ素材の代表野菜で、胃腸の働きを高め、消化を促進。腸を潤し、便通の改善も。

第2章 水

オクラと切り干し大根のスープ

ツヤ肌＊アンチエイジング＊快便＊冷え性＆むくみ＊喉＆鼻

第3章 お米のスープ、おかゆ

おかゆはお米のポタージュのようなもの。消化吸収もスムーズで弱った体を元気づけてくれる、頼れる存在です。

第3章 お米のスープ、おかゆ

鶏たまごがゆ

メンタル安定 * 顔色アップ * ツヤ肌 * アンチエイジング * 喉&鼻

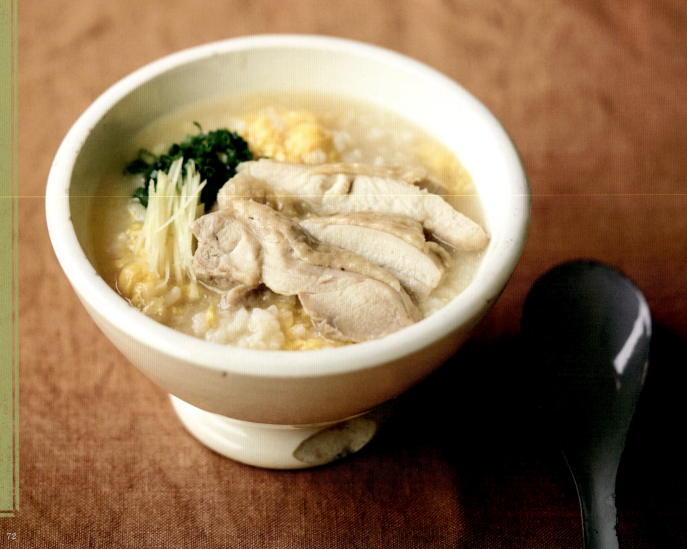

鶏たまごがゆ

下味をつけた鶏肉をごはんと一緒に煮込むことで
お米にもうまみが移り、鶏ももふっくらやわらかに。
卵は潤いを与え、血を養ってくれます。

第3章　お米のスープ、おかゆ

鶏たまごがゆ

メンタル安定 ＊ 顔色アップ ＊ ツヤ肌 ＊ アンチエイジング ＊ 喉＆鼻

材料 (2人分)

ごはん——1杯分 (150g)

鶏もも肉——½枚 (150g)

　⇒余分な脂身を落とし、
　　フォークで全体に穴をあける

A　塩——ふたつまみ
　　しょうゆ、ごま油——各小さじ1

卵——1個
　⇒割りほぐす

B　水——400㎖
　　塩——小さじ⅓

しょうが (せん切り)、細ねぎ (小口切り)
　——各適量

作り方

1　鶏肉はAをもみ込み、15分以上おく。

2　鍋にごはん、Bを入れて混ぜ、1の皮面を上にしてのせる。中火にかけ、煮立ったら少しすき間をあけてふたをして、弱火で10分煮る。

3　鶏肉を取り出し、鍋底から混ぜ、強めの中火にする。煮立ったら卵を少量ずつ回し入れ、固まるまで加熱する。

4　器に3を盛り、食べやすい幅に切った鶏肉をのせ、しょうが、細ねぎを添える。

第3章 お米のスープ、おかゆ

大根中華がゆ

ツヤ肌 * 冷え性&むくみ * 喉&鼻

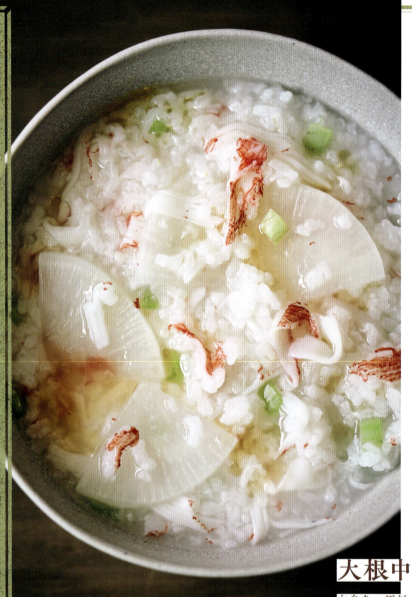

材料（2人分）
- ごはん……1杯分（150g）
- 大根……150g
  - ⇒2〜3mm厚さのいちょう切りにする。葉があれば小口切りにする
- かに風味かまぼこ……60g
  - ⇒ほぐす
- A │ 水……400ml
    │ 塩……小さじ2/3
- ごま油……小さじ1〜1と1/2

作り方

1. 鍋にごはん、大根、かに風味かまぼこ、Aを入れて混ぜる。強めの中火にかけ、煮立ったら少しすき間をあけてふたをして、途中2〜3度混ぜながら弱火で10分煮る。
2. あれば大根の葉を加え、混ぜながら1分煮る。
3. 器に盛り、ごま油を回しかける。

（大根）
消化を助け、胃腸の調子を整えてくれます。水（津液）を生み、喉の渇きを癒す役割も。

大根中華がゆ

白身魚が原料の「かにかま」は、気血の材料になり、お米と一緒に煮ると、うまみが出るだし素材として使えます。風邪ぎみの人や胃弱さんにもやさしいおかゆです。

梅とおかかの豆乳がゆ

いつもの梅おかかおかゆに、潤いを与える豆乳を加えて
マイルドでちょっと特別感のあるおかゆに変身。
豆乳はあとから加えることで、豆の風味が生かされます。

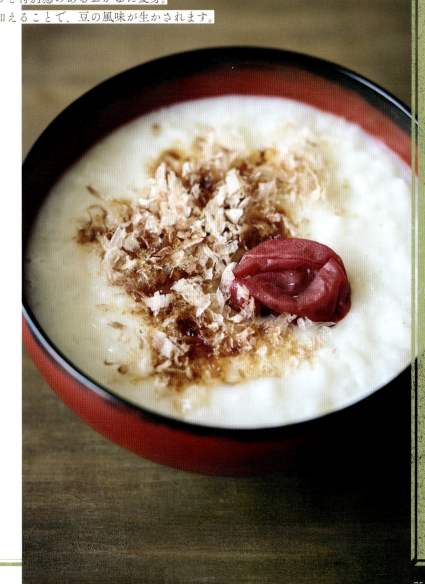

材料（2人分）

- ごはん――1杯分（150g）
- 梅干し――2個
- A | 水――300㎖
  | 塩――小さじ¼
- 無調整豆乳――100㎖
- 削り節――1〜2g
- しょうゆ――適量

作り方

1. 鍋にごはん、Aを入れて混ぜる。強めの中火にかけ、煮立ったら少しすき間をあけてふたをし、途中2〜3度混ぜながら弱火で10分煮る。
2. 豆乳を加え、沸騰直前まで温める。
3. 器に盛って梅干しをのせ、削り節を散らし、しょうゆをかける。

第3章 お米のスープ、おかゆ / 梅とおかかの豆乳がゆ / ツヤ肌・冷え性&むくみ・喉&鼻

黒米とさつまいもの甘いおかゆ

甘いおかゆというと意外な感じかもしれませんが砂糖を少し加えると、潤いを増す効果が。お好みでシナモンなどスパイスを加えても。

材料 (2人分)

ごはん⋯⋯1杯分 (150g)

さつまいも⋯⋯½本 (150g)

⇒1cm厚さのいちょう切りにし、水に10分さらし、水気をきる

黒米⋯⋯小さじ1

A｜水⋯⋯400mℓ
　｜砂糖⋯⋯小さじ2〜3
　｜塩⋯⋯小さじ¼

作り方

1　鍋にごはん、さつまいも、黒米、Aを入れて混ぜる。強めの中火にかけ、煮立ったら少しすき間をあけてふたをする。途中2〜3度混ぜながら、さつまいもがやわらかくなるまで弱火で8〜10分煮る。

第3章　お米のスープ・おかゆ

黒米とさつまいもの甘いおかゆ

月経改善 ＊ 爪&目ケア ＊ ツヤ髪 ＊ アンチエイジング ＊ 快便

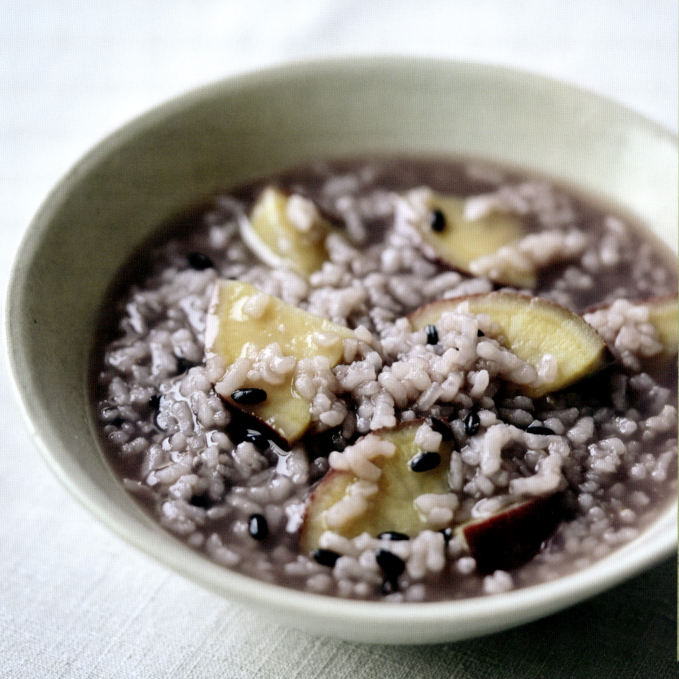

第3章 お米のスープ、おかゆ

黒米とさつまいもの甘いおかゆ

月経改善 ＊ 爪＆目ケア ＊ ツヤ髪 ＊ アンチエイジング ＊ 快便

第4章 デザートスープ

第4章
デザートスープで潤いを

くだものや乳製品など、デザートの材料にも潤い素材がたくさん。
ときにはこんなスープで、血や水を補ってはいかがでしょうか。

りんごとしょうが、はちみつのスープ

ツヤ肌　快便　喉&鼻

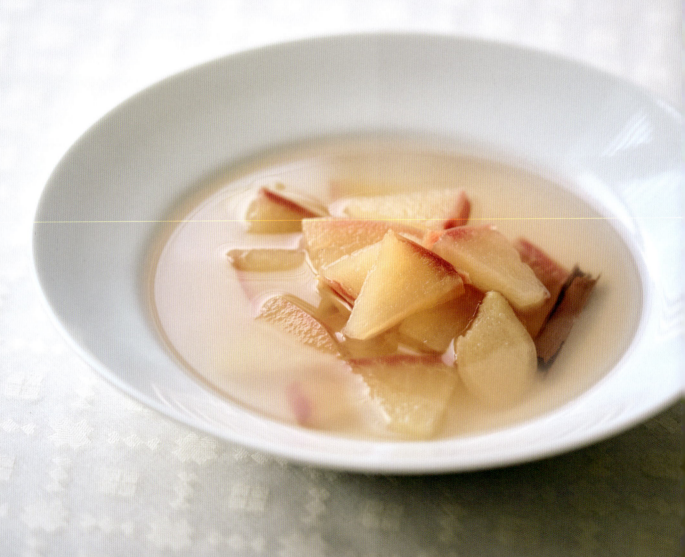

りんごとしょうが、はちみつのスープ

りんごとはちみつは、どちらも肺を潤す組み合わせ。風邪を引きそうなときにもおすすめな、養生デザートです。りんごの代わりに、梨を使っても同じ効果が。

材料 (2人分)

りんご……½個（150g）
⇒4等分のくし形切りにし、さらに7〜8mm幅に切る
しょうが（皮ごと薄切り）……1かけ分
水……400mℓ
はちみつ……大さじ3
レモン汁……大さじ1
シナモンスティック……適量

作り方

1. 鍋に材料すべてを入れて中火にかけ、煮立ったらふたをして、弱火で10分煮る。

（レモン）
体に潤いを生み、渇きを止める効果があります。消化を助け、食欲を増進する役割も。

（りんご）
消化不良や下痢など、胃腸のトラブルを整えてくれます。口の渇きや、便秘の解消も。

第4章 デザートスープ

ツヤ肌 * 快便 * 喉&鼻

第4章 デザートスープ

白玉とあんこのココナッツミルクスープ

白玉粉の原料であるもち米は、体を温め、気を補ってくれます。小豆には余分な水分を排出し、むくみを取る効果が。ほんのり温めて食べてもおいしい、つるんとデザートです。

ツヤ肌 ＊ 快便 ＊ 冷え性＆むくみ

材料（2人分）

- 白玉粉……100g
- ゆで小豆……80g
- ココナッツミルク……1缶（400g）
- 砂糖……大さじ2〜3
- 白すりごま……適量

作り方

1. 白玉粉に水100㎖（分量外）を少しずつ加えながら、耳たぶくらいのやわらかさになるまでこねる。12等分に丸め、中央を指で軽くへこませ、円形にする。
2. 鍋にココナッツミルク、砂糖を合わせて温める。
3. 別の鍋にたっぷりの湯（分量外）を沸かし、沸騰したら *1* を入れて浮いてくるまで中火で1分ほどゆでる。冷水にとり、ざるに上げ、水気をきる。
4. 器に *3* を盛り、*2* をかける。ゆで小豆を添え、白すりごまをふる。

（ココナッツミルク）南国生まれのココナッツは熱を冷まし、体を潤す効果が。胃腸の働きも助けてくれます。

（白ごま）腸を潤し、便通をよくしてくれる素材。肌の乾燥や肌荒れにも効果を発揮します。

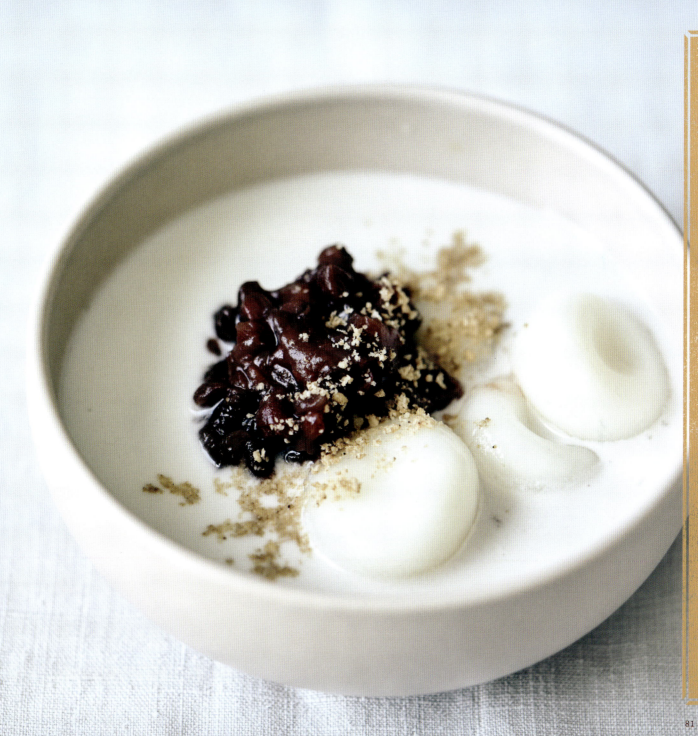

第4章 デザートスープ

白玉とあんこのココナッツミルクスープ

ツヤ肌 * 快便 * 冷え性&むくみ

81

第4章 デザートスープ

ブルーベリーとクコのヨーグルトスープ

月経改善 * 爪&目ケア * ツヤ髪 * ツヤ肌 * 喉&鼻

材料（2人分）

ブルーベリー（冷凍でも可）……60g
クコの実……10g ⇒ 袋の表示どおりもどす
A │ プレーンヨーグルト……200g
　│ 牛乳……200ml
　│ 砂糖……大さじ3

作り方

1. ボウルにブルーベリー、Aを入れ、ミキサーまたはハンドブレンダーでなめらかになるまで攪拌する。クコの実は10〜12粒ほど飾り用にとっておき、残りはスープに混ぜる。
2. 器に1を盛り、飾り用のクコをのせる。

〈ブルーベリー〉
血の巡りをよくして、肝、腎の働きを助けてくれ、目の疲れも改善してくれます。

〈クコの実〉
「不老長寿の薬」として古くから重用されてきた実。漢方では潤いを補う生薬です。

〈ヨーグルト〉
体や胃腸の熱を冷まし、潤いを補ってくれます。腸を潤し、便通をよくする効果も。

ブルーベリーとクコのヨーグルトスープ

ブルーベリーとクコの実は、目がよくなる組み合わせ。
ヨーグルトを牛乳で割るとなめらかになり
ドリンクとスープの中間のような一品に。朝食にもどうぞ。

桃と杏仁のスープ

杏仁豆腐といえば、薬膳デザートとして有名ですが肺を潤し、咳や喘息を軽くする作用で知られます。やはり潤いを生む桃は、缶詰を活用すると手軽です。

材料（2人分）

白桃（缶詰、固形量）……180g
　⇒ひと口大に切る
杏仁霜……大さじ3
A ┃ 牛乳……350mℓ
　 ┃ 桃缶のシロップ……大さじ4〜5
ミントの葉……適量

作り方

1. 杏仁霜は水大さじ1ほど（分量外）を加え、だまがなくなるまでよく混ぜる。
2. ボウルに *1*、Aを入れ、よく混ぜて冷蔵庫で冷やす。
3. 器に桃を盛り、*2* を注ぎ、ミントの葉を散らす。

〈桃〉
乾燥する便秘や貧血、肌荒れなどにいいフルーツ。喉が渇くときにもおすすめです。

〈杏仁〉
あんずの種を粉にしたもので、喉や肺を潤し、咳や便秘を改善する生薬でもあります。

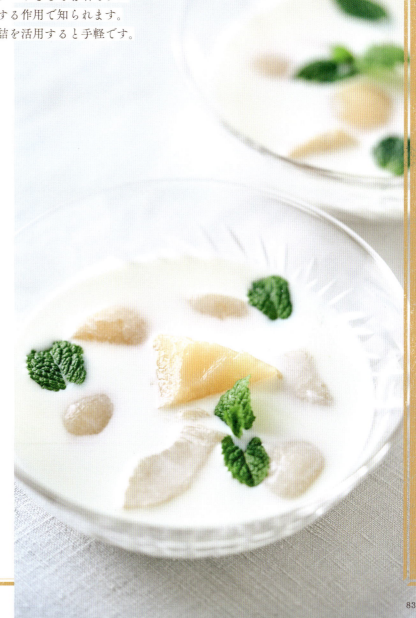

第4章 デザートスープ　桃と杏仁のスープ　顔色アップ ＊ 爪＆目ケア ＊ ツヤ肌 ＊ 快便 ＊ 喉＆鼻

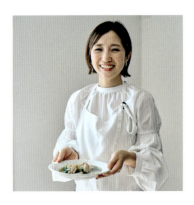

齋藤菜々子 さいとうななこ

飲食店を営む両親のもとに育ち、大学卒業後に一般企業に就職。忙しい日々の中で食事が心身の充実につながることを実感し、料理の道を志す。料理家のアシスタントを務めながら日本中医食養学会・日本中医学院にて中医学を学び、国際中医薬膳師の資格を取得。身近な食材のみを使った作りやすいレシピにこだわり、家庭で実践できる薬膳を提案している。著書に『毎日食べたい 整いカレー』（文化出版局）、『基本調味料で作る体にいいスープ』（主婦と生活社）、『レンチン薬膳ごはん』（家の光協会）など。

https://nanakoyakuzen.amebaownd.com/
Instagram　@nanako.yakuzen

ブックデザイン	藤田康平（Barber）
撮影	衞藤キヨコ
スタイリング	久保百合子
調理補助	杳澤佐紀
校閲	山脇節子
編集	田中のり子
	田中 薫（文化出版局）

毎日続けたい　潤いスープ

2024年10月27日　第1刷発行

著者────齋藤菜々子
発行者────清木孝悦
発行所────学校法人文化学園 文化出版局
　　　　　〒151-8524
　　　　　東京都渋谷区代々木3-22-1
　　　　　電話 03-3299-2485（編集）
　　　　　　　 03-3299-2540（営業）
印刷・製本所───株式会社文化カラー印刷

©Nanako Saito 2024　Printed in Japan
本書の写真、カット及び内容の無断転載を禁じます。
本書のコピー、スキャン、デジタル化等の無断複製は著作権法上の例外を除き、禁じられています。
本書を代行業者等の第三者に依頼してスキャンやデジタル化することは、たとえ個人や家庭内での利用でも著作権法違反になります。
文化出版局のホームページ　https://books.bunka.ac.jp/